DES

FIÈVRES PUERPÉRALES.

DES

FIÈVRES PUERPÉRALES

OBSERVÉES

A LA MATERNITÉ PENDANT L'ANNÉE **1829**,

DANS LE SERVICE DE M. DESORMEAUX ;

DES DIFFÉRENS MOYENS

EMPLOYÉS POUR LES COMBATTRE, ET SPÉCIALEMENT DES SAIGNÉES LOCALES
ET GÉNÉRALES, DES VOMITIFS ET DES MERCURIAUX ;

Par L. TONNELLÉ, D.-M.-P.,

ancien interne des hôpitaux de Paris.

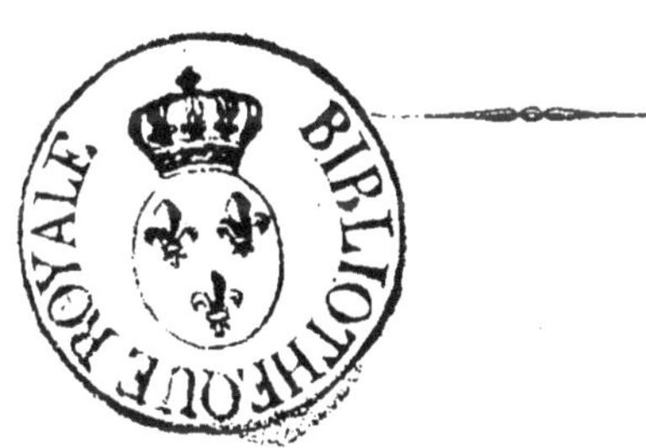

PARIS,

IMPRIMERIE DE MIGNERET,

RUE DU DRAGON, N.º 20.

1830.

DES

FIÈVRES PUERPÉRALES

OBSERVÉES A LA MATERNITÉ DE PARIS

PENDANT L'ANNÉE 1829 (1).

La fièvre puerpérale (2) est une des maladies qui a le plus exercé l'esprit des médecins; et cependant pour tout homme non prévenu , combien l'histoire de cette affection ne laisse-t-elle pas encore à désirer ? Malgré de récens et incontestables progrès , peut-on dire en effet que la valeur des symptômes en soit bien déterminée ? Les altérations anatomiques en sont-elles bien connues , dans leur nature , dans leurs formes mêmes ? le traitement

---

(1) Ce travail a été conçu sous les yeux et en quelque sorte sous l'inspiration de M. Desormeaux , médecin en chef de l'hospice de la Maternité. L'hommage lui en revient de droit. Aussi est-ce avec grand cœur que je prie cet excellent maître de l'accepter.

(2) La suite de ce travail montrera quelles sont les raisons qui me font préférer l'expression de fièvre puerpérale à celles de péritonite ou de métro-péritonite qui est généralement adoptée aujourd'hui. Toutefois, pour éviter toute fausse interprétation , je déclare d'avance que je n'attache point à cette dénomination l'idée d'une fièvre existant par elle-même, et indépendamment des organes.

Je ne considère cette expression que comme un terme générique plus large et plus compréhensif que les précédens, une sorte d'X algébrique qui , n'exprimant rien par elle-même , ne préjuge rien sur la nature de la maladie, et qui ne prendra pour nous de valeur qu'autant que lui en assignera l'observation.

1

surtout en est-il sûr et précis ? Bien loin delà , il est précaire , incertain , au point que chaque école , chaque
homme a son système propre qu'il vante à l'exclusion de
tous les autres , et que telle méthode qui brillait hier du
plus vif éclat, est aujourd'hui oubliée pour telle autre ,
qui à son tour sera abandonnée demain. Quelles sont
les causes qui peuvent ainsi entraver l'avancement
de la science ? L'esprit de système qui nous tient asser-
vis ici aux théories laiteuses , là à celle de l'irritation ,
et qui toujours nous fait sacrifier les fruits lents , mais
sûrs de l'observation , aux rêves brillans d'une imagination
trompeuse. D'un autre côté , l'isolement , le mépris du
passé , qui nous porte à nous renfermer dans la sphère
nécessairement rétrécie de nos observations propres , et
à borner en quelque sorte l'horizon de la science aux
limites de notre vue individuelle.

Ce n'est point en effet d'après l'observation de quelques mois, de quelques années , de toute une époque
même , que l'on peut arriver à l'intelligence d'une maladie et en fonder le traitement sur des bases solides : le
lendemain dément souvent l'observation de la veille , et
l'observation exacte , rigoureuse; car ce n'est point toujours dans le génie de celui qui observe qu'il faut chercher la raison de ces différences , mais bien dans ces
singulières vicissitudes atmosphériques , si bien signalées
par les grands maîtres , Hippocrate , Sydenham et tant
d'autres : « *Variæ annorum constitutiones quæ neque
calori neque frigori ortum suum debent , sed ab occultâ
aeris diathesi et inexplicabili temporum ratione pen-
dent.* »

C'est cet élément variable dans les maladies dont nous
ne tenons point assez compte , cette mystérieuse et divine
influence du père de la médecine (Τὸ θεῖον) , qui se joue
souvent de nos méthodes thérapeutiques , au point que

celles qui guérissent à telle époque sont nuisibles ou au moins inutiles à telle autre : *Ita ut quâ methodo, currente anno ægros liberaveris eâdem ipsâ, anno jam vertente, forsan è medio tolles.* ». (Sydenh.)

Ces réflexions, vraies pour toutes les maladies, s'appliquent surtout aux affections épidémiques, et en particulier à la fièvre puerpérale qui se montre souvent sous cette forme. Toute histoire de cette maladie faite avec nos moyens actuels, sera donc nécesssairement incomplète et tronquée. Ce n'est que par une série d'observations recueillies à certaines distances, dans des conditions différentes, pour la description et la comparaison des diverses épidémies, et en quelque sorte la fusion de toutes les idées individuelles en une idée collective, qu'on pourra approfondir la nature de cette maladie, et arriver à une appréciation exacte des diverses méthodes thérapeutiques.

C'est pour entrer, autant que mes faibles moyens me le permettent, dans cette voie, qui me paraît la meilleure, que je me propose de retracer ici l'histoire succincte, mais fidèle, des fièvres puerpérales qui ont régné pendant l'année 1829 à l'hôpital de la Maternité de Paris, où les faits de ce genre se pressent avec une si prodigieuse rapidité, et où tant de variété se cache sous une apparente uniformité ; peut-être si j'avais bien sondé mes forces, n'aurais-je point embrassé un sujet aussi important, et qui demanderait d'ailleurs pour être approfondi bien plus de développement que n'en comportent nécessairement les limites d'une simple dissertation ; mais, d'un autre côté, j'ai quelque confiance que ce travail ne sera pas entièrement dépourvu d'intérêt, puisqu'il me donnera l'occasion d'exposer les résultats de la thérapeutique d'un homme dont on connaît assez le profond jugement et le vaste savoir, et dont l'habileté consommée a encore été mise dans tout son jour par la pratique des hôpitaux.

Espérons que les immenses matériaux qu'il recueille chaque jour sur la fièvre puerpérale , ne seront point perdus pour la science, et qu'un jour viendra où il pourra l'enrichir du fruit de ses recherches.

Ce travail sera divisé en trois parties , qui comprendront, 1.º l'étude des altérations organiques , 2.º l'histoire des symptômes , 3.º l'exposé du traitement ; mais avant d'entrer en matière , nous devons présenter ici quelques réflexions générales sur les causes de la maladie qui nous occupe.

Les fièvres puerpérales observées à l'hôpital de la Maternité pendant l'année 1829 , se sont montrées plus graves et plus fréquentes qu'elles ne l'avaient encore été depuis la fondation de cet établissement.

Elle se sont souvent présentées sous la forme épidémique , principalement pendant les mois de janvier , de mai , d'août , de septembre et d'octobre , où elles ont sévi avec beaucoup de violence. On serait d'abord tenté de croire que c'est au froid et à l'humidité qui ont presque constamment régné pendant l'année , qu'il faut en attribuer le développement : mais si ces causes ne sont pas restées tout-à-fait étrangères à leur production , au moins serait-ce tomber dans une grave erreur que de ne rien voir au-delà. Pour s'en convaincre , il suffit en effet des observations suivantes. Pendant le froid sec et vif de janvier , les fièvres puerpérales ont été très fréquentes , mais , d'un autre côté , pendant le mois de décembre , où des conditions atmosphériques en apparence identiques ont été observées , à peine en avons-nous rencontré quelques exemples.

L'influence de l'humidité est tout aussi susceptible de controverse ; car si , d'une part , ces fièvres se sont montrées en grand nombre pendant la saison d'été, qui a été généralement froide et pluvieuse, il faut bien avouer, d'un autre côté, qu'elles n'ont existé qu'en très-petit nombre à certains intervalles où se maintenaient les mêmes conditions atmosphériques; qu'enfin elles ont sévi avec violence pendant la longue et remarquable sécheresse du printemps.

La viciation de l'air des hôpitaux, les affections morales auxquelles on fait généralement jouer un grand rôle dans la production de la maladie qui nous occupe, peuvent-elles mieux que les circonstances précédentes expliquer les fièvres puerpérales que nous avons observées? Nullement; car ces causes agissent d'une manière uniforme et constante : la maladie au contraire apparaissait le plus souvent sans règle ni mesure, sévissant pendant une semaine, un mois, pour disparaître ensuite et se reproduire encore.

Parlerons-nous maintenant de l'influence de la constitution, des maladies antécédentes, de l'allaitement, de la longueur et de la difficulté du *travail*, et de tant d'autres circonstances longuement énumérées par les auteurs? Qui ne voit au premier abord que chacune de ces causes peut tout au plus, chez telle femme en particulier, devenir l'occasion de la fièvre puerpérale, mais qu'étant purement individuelles, elles ne peuvent en aucune façon expliquer l'apparition simultanée, et en masse, d'un grand nombre de ces maladies (1) ?

Aurons-nous recours à la contagion pour expliquer le développement de ces affections? Pas davantage; pour peu qu'on connaisse la disposition des salles de l'hôpital, on ne peut en effet admettre l'influence de

______

(1) Il n'était point très-rare de voir la fièvre puerpérale se produire chez dix ou douze femmes, dans l'espace d'un jour, d'une seule nuit.

cette cause. Une seule infirmerie rassemble toutes les maladies qui peuvent survenir à la suite des couches : avec les fièvres puerpérales les plus graves, se trouvent souvent réunies des affections légères. Certes, une telle disposition est bien propre à favoriser la contagion, et cependant nous n'avons rien observé qui pût y faire croire.

A cela, d'ailleurs, ajoutons que les nouvelles accouchées, quoique placées dans des cellules isolées, n'en contractent pas moins la maladie; que c'est même d'ordinaire, dans ce lieu, qu'elles en sont atteintes ; que souvent elles sont affectées immédiatement après l'accouchement et avant qu'elles aient eu communication avec les autres femmes.

Il faut donc nécessairement remonter à quelque cause plus générale, plus élevée, et en même temps susceptible d'une certaine mobilité; or, où trouver ces différentes conditions, si ce n'est dans l'influence de l'atmosphère, influence secrète, et encore impénétrable pour nous, mais cependant incontestable ?

Première partie. — Des altérations anatomiques.

Chapitre premier. — Des altérations du péritoine. — L'inflammation du péritoine est une des altérations les plus fréquentes que nous ayons rencontrées à la suite des fièvres puerpérales, mais ce serait une grave erreur de penser qu'elle existât constamment.

Quelquefois, en effet, cette membrane conservait son aspect naturel, et les recherches les plus minutieuses n'y faisaient reconnaître aucun changement appréciable : ou bien elle contenait une petite quantité de sérosité inodore, transparente, citrine, ou légèrement rougeâtre, premier effet d'une inflammation à son début, et dont la mort avait fait disparaître les traces encore fugitives, ou simple résultat de la gêne de la respiration et de la circulation, qui était souvent portée à un haut degré dans l'affection qui nous occupe.

C'est surtout dans les cas les plus graves, où la maladie se terminait rapidement par la mort, que cette intégrité du péritoine s'observait le plus communément. Il existait presque toujours alors quelqu'altération de la matrice elle-même, de ses annexes ou de ses vaisseaux.

Les caractères anatomiques de l'inflammation du péritoine n'étaient pas toujours identiques ; tantôt la cavité de cette membrane ne contenait point de liquide, mais on trouvait à la surface des circonvolutions intestinales une vive rougeur, et de petites membranes minces, blanchâtres, qui établissaient un commencement d'adhérence entre les diverses parties. Tantôt, et c'était le cas le plus fréquent, il existait dans la cavité de l'abdomen une certaine quantité de liquide trouble mêlé de flocons albumineux et de fausses membranes molles, jaunâtres ; ou bien un pus épais, crémeux, parfaitement lié, homogène, et tout-à-fait semblable à celui contenu dans les phlegmons en suppuration.

L'inflammation du péritoine était le plus souvent bornée à la région hypogastrique, et se concentrait en quelque sorte aux environs de l'utérus ; et alors même qu'elle était générale, c'est surtout dans ces parties qu'elle sévissait avec le plus de violence ; quelquefois cependant, et par exception, elle affectait particulièrement certains autres points, la surface du foie, le mésentère, l'épiploon. Cette dernière partie se tuméfiait alors, et présentait des nodosités qui se sentaient parfaitement durant la vie, à travers les parois abdominales.

Il arrivait quelquefois que les fausses membranes

revêtaient une couleur brune, qui a fait long-temps croire à une dégénérescence gangréneuse. C'est une erreur dont les progrès de l'anatomie pathologique ont depuis long-temps fait justice, et il serait assez inutile de revenir aujourd'hui sur ce sujet, si on ne retrouvait encore ces idées reproduites dans certains écrits récemment publiés sur la péritonite.

Chapitre II. — Altérations de l'utérus. —Les altérations de l'utérus déjà entrevues par Mercatus, Hoffmann, Pouteau, Delaroche, Leake et plusieurs autres, mais plus particulièrement étudiées de nos jours, étaient aussi fréquentes que nombreuses ; tantôt elles se rencontraient seules, tantôt elles se combinaient avec celles du péritoine auxquelles elles paraissaient le plus souvent préexister.

Ces altérations pouvaient se rapporter à trois principales :

1.° Inflammation simple de l'utérus et de ses annexes ;

2.° Suppuration des veines et des vaisseaux lymphatiques ;

3.° Ramollissement ou putrescence.

§. Ier *Inflammation simple de l'utérus.* — Les caractères anatomiques de l'inflammation de l'utérus portaient sur sa membrane interne, sa tunique extérieure ou péritonéale, son tissu propre.

La surface interne de l'utérus était presque toujours recouverte d'une couche putrilagineuse d'un rouge brun et d'une fétidité souvent insupportable. Ce produit était-il le résultat de l'inflammation ? Nous serions tentés d'en douter en songeant que souvent nous l'avons observé chez des femmes qui succombaient à des maladies étrangères à celle qui nous occupe ; mais souvent aussi l'existence de cette matière putride se liait au ramollissement et à la destruction de la membrane interne de l'utérus ;

elle s'accompagnait de la production d'un pus demi-concret, disséminé sous la forme de petiles masses, et dèslors il ne pouvait plus exister de doute sur la nature de l'altération.

Nous trouvions fréquemment déposées à la surface interne de l'organe une foule de petiles granulations grisâtres apposées les unes à côté des autres , et offrant l'aspect du muguet; dans d'autres cas, c'était une couche de pus concret, épaisse, jaunâtre et bien continue , qui tapissait la cavité utérine en totalité ou en partie. On conçoit qu'une semblable doublure était bien propre à favoriser l'absorption de la matière des lochies , en s'opposant à son libre écoulement , et que dans le cas où elle se serait détachée , elle eût pu facilement être prise pour une portion du tissu de l'utérus, et faire croire à une dégénérescence gangréneuse de cet organe qui n'existait point.

La surface exterieure ou péritonéale de l'utérus offrait souvent de petites bosselures inégales, formées par le soulèvement du péritoine et par l'accumulation d'un liquide séro-purulent, ou même de véritable pus. Il arrivait quelquefois que ces vésicules se rompaient, et on trouvait la surface de l'utérus en partie dépouillée de son enveloppe extérieure , comme la peau de son épiderme à la suite de l'application d'un vésicatoire.

Les altérations du tissu propre de la matrice étaient généralement très-rares , si toutefois on en excepte le ramollissement *ou putrescence* dont nous parlerons plus bas : dans les métrites les plus violentes il ne présentait ni injection , ni rougeur , et s'il s'y formait quelquefois du pus, ce n'était guère qu'aux environs du col, où les fibres sont plus lâches et plus écartées.

Hors ce cas, ce liquide s'observait presque constamment, soit dans le tissu cellulaire qui existe à la base des ligamens larges, au pourtour du col, etc., soit dans la cavité des veines et des vaisseaux lymphatiques.

Toutefois l'erreur était facile : or, si on n'apportait pas une attention scrupuleuse dans la dissection, il était aisé de prendre les collections purulentes amassées dans les différens points de ces vaisseaux pour autant de petits abcès primitivement développés dans l'épaisseur même du tissu de l'utérus.

A ces altérations s'en joignaient ordinairement d'autres non moins importantes, et qui portaient sur les annexes de l'utérus, les ligamens larges, les trompes et les ovaires.

Les ligamens larges contenaient souvent du pus dans leur épaisseur. Il n'était point non plus très-rare d'en rencontrer dans la cavité des trompes. Quant aux ovaires, tantôt ils offraient une injection pure et simple, tantôt une infiltration séreuse accompagnée d'un commencement de tuméfaction et de ramollissement, tantôt, enfin, une infiltration purulente générale avec énorme gonflement et friabilité singulière de leur tissu.

Le plus souvent le pus restait disséminé et en quelque sorte combiné avec l'organe, comme dans le dernier degré de la pneumonie. Mais quelquefois aussi il se rassemblait en un seul foyer : chez une femme qui mourut à une époque avancée de la maladie, nous trouvâmes qu'un de ces abcès s'était fait jour dans le rectum par une ulcération à bords inégaux, et d'un demi-pouce environ de diamètre.

Chez une autre, un abcès semblable s'ouvrit dans la cavité du péritoine. Il n'est pas non plus très-rare de voir ces appendices contracter des adhérences avec les parois abdominales, et se vider spontanément à l'extérieur. On trouve des faits de cette nature dans Ruisch, Delamotte et quelques autres auteurs. M. Desormeaux a eu occasion d'en observer un semblable.

§. II. *De la suppuration des veines et des vaisseaux lymphatiques de l'utérus.* — C'est à M. Dance qu'appartient l'honneur d'avoir fait connaître le premier l'inflammation des veines utérines et ses funestes conséquences, dans un mémoire aussi bien pensé que bien écrit, qu'il a publié récemment dans les *Archives générales de médecine.*

Mais comme les observations de l'auteur n'ont point été recueillies dans un hôpital spécialement destiné aux femmes en couche, il n'a pu rassembler qu'un petit nombre de faits épars, tels que le hazard les lui présentait, ensorte que beaucoup de personnes regardent encore cette inflammation des vaisseaux comme une altération d'une espèce rare, presque étrangère à la fièvre puerpérale, et qu'à peine si, dans les traités récens, il en est fait mention.

Quant à la suppuration des lymphatiques, je ne sache point qu'elle ait encore été observée ni décrite; toutefois je dois dire que l'étude de cette altération n'a pas une importance autre que celle de la phlébite, puisque les symptômes qui les caractérisent l'une et l'autre et les suites funestes qui en résultent pour l'économie sont constamment semblables. Nous ne croyons donc point utile de séparer ce que nous avons à dire de ces deux lésions.

La suppuration des canaux veineux et lymphatiques de l'utérus est une altération d'une fréquence telle, que nous la rencontrions à-peu-près trois fois sur cinq cas de fièvre puerpérale, ensorte qu'elle est presque aussi constante que la péritonite elle-même; tantôt elle existait seule, tantôt, et c'était le cas le plus fréquent, elle se combinait avec quelques-unes des altérations précédentes. Le plus souvent elle ne dépassait point les limites de l'organe, mais quelquefois aussi elle les franchissait et s'étendait, d'une part, aux veines ovariques, hypogastriques, et de l'autre, aux ganglions abdominaux, et jusqu'au réservoir de Pecquet.

Dans certains cas, on n'apercevait de pus que dans quelques vaisseaux isolés; dans d'autres circonstances, au contraire, on les en trouvait tous remplis, ensorte qu'on ne pouvait inciser un point de l'utérus sans voir ce liquide sourdre, sous la forme d'une multitude de gouttelettes, des orifices des vaisseaux divisés.

C'est surtout sur les parties latérales de l'utérus, à la base des ligamens larges, là où se rencontrent un grand nombre de veines et de lymphatiques, que nous rencontrions le plus communément l'altération qui nous occupe. Il en existait plus rarement vers l'insertion du placenta, où M. Dance paraît, au contraire, en avoir le plus souvent observé.

Les vaisseaux lymphatiques en suppuration se distinguaient facilement des veines par leur position superficielle sur les côtés de l'utérus, à la surface des ligamens larges, par la ténuité de leurs parois, l'aspect blanchâtre et laiteux qu'ils communiquaient à la membrane séreuse immédiatement appliquée sur eux, leur voisinage des grosses veines, leurs flexuosités, enfin les renflemens très-remarquables qu'ils présentaient de distance en distance.

Ces renflemens formaient quelquefois de petites poches remplies d'un pus crêmeux, et susceptibles d'admettre un noyau de cerise, et même un haricot.

Il fallait une certaine attention pour ne pas les confondre, comme nous le disions précédemment, avec des abcès développés dans le tissu même de l'utérus.

La membrane interne de ces vaisseaux était quelquefois inégale et épaissie, mais le plus souvent elle conservait son poli et n'offrait, pour toute altération, qu'une teinte terne ou une coloration jaunâtre.

Il faudrait bien se garder, suivant nous, d'en conclure

qu'elle n'a point donné naissance au pus. C'est, en effet, le propre de toutes les membranes minces pellucides de n'éprouver que très-peu de modifications appréciables dans les inflammations les mieux caractérisées. Dans les phlébites ordinaires, les altérations portent presque exclusivement sur la membrane extérieure, qui est, comme on sait, de nature celluleuse, et qui se gonfle et s'épaissit au point de donner à ces vaisseaux l'apparence des artères. Aussi, lorsque cette membrane n'existe point, ou n'existe qu'en rudiment, comme dans les parenchymes des organes, dans les sinus veineux du crâne, l'inflammation doit-elle y laisser des traces beaucoup moins appréciables : on peut, d'ailleurs, faire valoir, en faveur de l'inflammation des veines, d'autres considérations imposantes qui ont été habilement exposées par M. Dance, et sur lesquelles il n'est point nécessaire de revenir ici. Quant aux lymphatiques, on ne voit pas pourquoi ils ne seraient pas susceptibles d'inflammation comme les veines; on retrouve, en effet, dans ces vaisseaux toutes les conditions qui paraissent concourir au développement de la phlogose dans les autres : augmentation considérable de leur capacité; accroissement de la vitalité qui leur est propre; froissemens divers pendant le travail de l'accouchement; contact avec les matières en décomposition qui recouvrent la surface interne de l'utérus; absorption de liquides puriformes, âcres, fétides, etc.

Au reste, nous attendrons, pour trancher la question, que les faits nous aient mis à même de le faire : jusques-là nous n'attacherons, si on veut, au terme de suppuration des veines et des vaisseaux lymphatiques, que l'idée de l'existence d'une certaine quantité de pus dans ces vaisseaux, sans rien préjuger sur son origine. Les conséquences que nous en voulons tirer n'en seront en rien infirmées.

La suppuration des veines et des lymphatiques de l'utérus était ordinairement accompagnée d'un certain nombre de symptômes qui, comme l'a très bien remarqué M. Dance, sont exclusivement propres à ce genre d'altération.

La présence du pus dans ces vaisseaux et par suite son transport nécessaire dans toutes les voies de la circulation, causaient rapidement une infection évidente, palpable, de toute la masse sanguine; et de là résultaient un certain nombre d'accidens généraux des plus graves, qui imprimaient à la fièvre puerpérale un caractère spécial, une physionomie caractéristique.

Les observations suivantes, prises entre cent, en fourniront la preuve.

Obs. Iere — *Fièvre puerpérale avec phlébite utérine.* —Victoire Arno... âgée de 22 ans, d'une excellente santé, accoucha heureusement à la Maternité, vers le commencement de juillet. Le 4.me jour des couches, elle éprouva des frissons et quelques douleurs à l'hypogastre qui furent aussitôt combattues par une application de 5o sangsues. Le lendemain 5, le ventre était tendu et d'une extrême sensibilité; la face rouge, animée, le pouls dur, fréquent, développé; les lochies s'étaient supprimées dès la veille, les seins ne contenaient point de lait; on réitéra les sangsues auxquelles on adjoignit une potion huileuse et un bain de siége. Le 7, la scène était bien changée. A cet appareil de symptômes inflammatoires, avait succédé une prostration profonde; la face était pâle, grippée, les yeux demi éteints, la langue sèche, le pouls petit, fréquent, irrégulier : la malade n'articulait qu'avec peine; elle éprouvait de temps en temps quelques frissons et laissait échapper involontairement ses matières fécales.

Dans la soirée, elle eut du délire. Le 8, le corps se couvrit d'une sueur visqueuse, les extrémités se refroidirent, et la mort ne tarda pas à survenir.

Des frictions mercurielles, à la dose de trois onces chaque jour, le calomélas combiné avec l'extrait de jusquiame
avaient été prescrits par **M.** Desormeaux et employés
avec beaucoup de soin pendant cette dernière période.

Autopsie 24 heures environ après la mort. — La surface interne de l'utérus était recouverte d'une matière putrilagineuse, fétide; mais elle ne paraissait avoir subi elle-
même aucune altération; la section du corps de l'organe
laissait voir les orifices béants de quelques sinus veineux
pleins d'un pus jaunâtre et bien lié, que la plus légère
pression en faisait abondamment suinter de toutes parts;
ces sinus aboutissaient, à droite et à gauche, vers la base
des ligamens larges, où l'on appercevait une énorme
quantité de veines et quelques vaisseaux lymphatiques
remplis du même liquide; l'altération se terminait brusquement dans ce point; les veines hypogastriques et ovariques étaient pleines de sang brun, fluide, et n'offraient
aucun vestige de pus. La cavité du péritoine contenait
dans sa portion inférieure un peu de liquide séro-purulent et quelques fausses membranes molles. Du reste,
tous les autres organes étaient sains.

Cette observation, comme toutes celles de même nature,
offre deux ordres de symptômes parfaitement distincts; les
uns sont propres à l'inflammation des veines utérines, ou de
la matrice elle-même; les autres au contraire, d'une nature
bien différente, annoncent l'absorption du pus et l'infection de toute l'économie : on sent tout ce que cette dis-
tinction a d'utilité pratique : car si les antiphlogistiques
doivent être employés avec énergie dans la première période, il est facile de concevoir que la seconde exige
l'emploi de moyens bien différens; nous verrons par la
suite avec quelle sagesse et quelle précision ces indications
étaient constamment suivies par **M.** Desormeaux.

Pour peu qu'on étudie les observations de fièvre puerpérale *putride* qui nous ont été laissées par les anciens, on reconnaitra qu'elles ont pour la plupart, avec les faits de phlébite interne observés de nos jours, une remarquable et frappante analogie, ensorte qu'on ne peut guère douter que ces affections n'aient souvent dû leur caractère *putride* à l'absorption du pus, comme dans les faits que nous observons aujourd'hui.

« Dans les fièvres puerpérales putrides, dit Leake, le ventre se gonfle et se tuméfie rapidement; la physionomie des malades se décompose; la langue se sèche; les mains sont tremblantes; les lèvres livides; les narines ouvertes; les joues offrent souvent une couleur rouge foncée; les malades tombent dans la prostration, le pouls devient excessivement rapide, et finit par une sorte de fluctuation trémulente. »

Ces caractères sont en effet ceux que nous voyons chaque jour accompagner la seconde période de la phlébite utérine. Au reste, cet auteur, qui était resté étranger aux idées de métastase laiteuse, alors généralement répandues, avait déjà entrevu la cause de ces accidens.

Suivant lui, la fièvre puerpérale n'était primitivement que le résultat d'une inflammation, et si plus tard elle devenait putride, c'était par l'absorption des divers fluides purulens formés dans l'abdomen, fluides qui se mêlaient au sang et excitaient une fermentation putride dans toute sa masse. Ces idées étaient-elles le résultat de l'observation ou de simples vues théoriques, je l'ignore : mais elles n'en sont pas moins très-remarquables pour l'époque où elles ont été émises.

Si nous comparons le fait précédent à ceux observés par M. Dance, nous trouvons que la phlébite a marché avec beaucoup de promptitude; mais il est des cas où cette affection se produit bien plus rapidement encore, au point qu'elle paraît presqu'instantanée et en quelque sorte foudroyante.

Obs. II.*me* — *Fièvre puerpérale avec phlébite utérine; marche rapide.* — Marie Cons. âgée de 28 ans, d'une excellente constitution, accoucha heureusement à la Maternité, le 26 décembre, au soir; le lendemain 27 elle se trouva bien, mais le soir elle ressentit quelques douleurs vagues dans l'abdomen. Le 28, au matin, les douleurs devinrent plus vives. Les lochies qui coulaient d'abord abondamment se supprimèrent entièrement; la face était pâle, décomposée; la langue sèche, le pouls petit, serré et fréquent. On prescrivit 50 sangsues à l'hypogastre et un bain de siége. L'écoulement de sang quoiqu'abondant ne calma point les douleurs; la malade éprouva pendant la journée beaucoup d'anxiété et d'agitation. Le soir, elle délira et tomba dans un état d'anéantissement profond : bientôt la peau se couvrit d'une sueur visqueuse; les extrémités se refroidirent, et la mort survint environ 20 heures après l'invasion de la maladie.

A l'autopsie nous trouvâmes :

L'utérus à peine revenu sur lui-même, et remplissant la presque totalité du bassin : sa surface interne recouverte d'un putrilage brun très-fétide; le col de l'organe, les ligamens larges, le tissu-cellulaire sous-péritonéal, infiltrés d'une grande quantité de pus bien consistant; la plupart des veines et des vaisseaux lymphatiques remplis du même liquide, qui s'échappait sous la forme d'une multitude de grosses gouttes, dans quelque point que l'on incisât le tissu utérin; les trompes gonflées et très-rouges; les ovaires ramollis, les ganglions lymphatiques du bassin et des lombes fortement gonflés.

Du reste, le péritoine n'avait éprouvé aucune espèce d'altération, non plus que les autres organes qui furent examinés avec un soin minutieux.

L'énorme quantité de pus contenu dans les vaisseaux de l'utérus et l'absorption inévitable de ce liquide, ren-

dent parfaitement compte et de la gravité des symptômes
et de la promptitude de la mort : mais comment expliquer
la rapidité singulière avec laquelle le pus a dû se former ?

Dans les inflammations extérieures les plus aiguës, la
suppuration ne se fait guère qu'après plusieurs jours de
travail ; dans le cas précédent, au contraire, à peine si
vingt heures s'étaient écoulées depuis l'invasion de la
maladie, et déjà l'utérus était fondu en pus.

Cette terrible rapidité dans la marche de la fièvre
puerpérale ne se rencontre guère dans les affections sporadiques ; elle s'observe presqu'exclusivement dans le cours
des diverses épidémies ; aussi doit-on en chercher la raison, bien moins dans les idiosyncrasies, les prédispositions
individuelles, que dans le génie épidémique qui imprime
à la maladie une physionomie propre, en modifie les
caractères anatomiques, en fait varier la thérapeutique, en
précipite ou ralentit la durée, en augmente enfin ou diminue le danger, suivant certaines conditions que nous ne
pouvons saisir.

Habitués que nous sommes aujourd'hui à ne considérer
les maladies que comme des faits isolés et sans liaison, et
presque jamais dans leurs rapports mutuels ; peu accou-
tumés d'ailleurs à l'observation des maladies épidémiques,
dont les progrès de la civilisation tendent heureusement
à nous débarrasser chaque jour, nous répugnons à admettre l'influence de causes générales que nous ne pouvons
voir ni palper ; sans cela, cependant, comment s'élever
jamais à l'intelligence des maladies épidémiques ? Telle
année, tel mois, sont caractérisés par une rapidité singulière dans la marche des fièvres puerpérales. Tel autre,
par le développement lent et progressif de ces mêmes
affections ; celui-ci, par la bénignité de la maladie ; celui-
là, par l'extrême gravité des symptômes ; l'un par la pré-
dominance de certaines altérations, l'autre par le succès

de certaines méthodes thérapeutiques. Comment expliquer ces divers faits généraux, sans admettre l'existence d'une cause également générale qui domine toutes les individualités ?

Ces idées ne sont point encore suffisamment justifiées, mais la suite de ce travail les développera et les mettra, nous l'espérons, dans tout leur jour.

Obs. III.ᵉ — *Fièvre puerpérale avec présence de pus dans les vaisseaux lymphatiques de l'utérus et dans le canal thoracique. Tuméfaction considérable et ramollissement des ganglions de l'aine et des lombes.* — Lor., âgée de 31 ans, d'une bonne constitution, primipare, entra à la Maternité le 1.ᵉʳ juillet 1829, et accoucha heureusement et à terme le 25 août suivant. Le même jour, frissons répétés, douleur dans les régions hypogastrique et lombaire, fièvre très-intense. M. Desormeaux prescrit une saignée copieuse, et une application de 5o sangsues sur l'abdomen. Le 2, douleurs excessives, suppression des lochies, nausées, rougeur de la face, vive réaction fébrile. On renouvelle la saignée et l'application des sangsues. Le 3, décomposition des traits, alternatives d'agitation et d'abattement, délire, météorisme du ventre, incontinence de l'urine et des matières fécales, petitesse et irrégularité du pouls. Mort le soir même.

Autopsie. — Une certaine quantité de pus était infiltrée entre les deux feuillets des ligamens larges de l'utérus ; les vaisseaux lymphatiques remplis du même liquide formaient sur les bords de ces ligamens et sur les parties latérales de la matrice, de gros cordons superficiels, blanchâtres, flexueux, à parois très-déliées, renflés d'espace en espace, et environnant les grosses divisions veineuses qui étaient vides.

Les ganglions lymphatiques de l'aine et des lombes avaient acquis le volume d'œufs de pigeon. Ils formaient, surtout au-devant de la colonne vertébrale, des paquets très-volumineux; leur tissu était grisâtre, infiltré de pus, et s'écrasait avec une grande facilité sous le doigt.

Le canal thoracique, du volume d'une plume de cygne, était rempli d'un liquide épais, jaunâtre, qui nous parut du pus. La cavité du péritoine contenait environ un demi-litre de sérosité flocconeuse : le reste dans l'état sain.

Obs. IV.ᵉ — *Suppuration des vaisseaux lymphatiques de l'utérus et du canal thoracique.* — Sophie G...., âgée de 21 ans, d'une bonne constitution, entra à la Maternité le 28 octobre 1829, au huitième mois de sa grossesse : elle éprouvait déjà un commencement d'œdématie des extrémités inférieures, qui augmenta beaucoup dans l'espace de quelques jours. Le 7 octobre, elle ressentit quelques frissons, des vomissemens et de la céphalalgie. Le 8, elle fut prise d'accès convulsifs qui se renouvellèrent pendant deux jours à des intervalles très-rapprochés, et tomba dans un état comateux profond. Un traitement conduit avec autant de sagesse que de vigueur, triompha de ces graves accidens. En même temps les contractions utérines se développèrent avec énergie, et la malade accoucha heureusement d'un enfant vivant. Elle se trouva bien d'abord; mais un nouvel orage, plus terrible encore, l'attendait bientôt. Le lendemain, en effet, elle commença à souffrir à l'hypogastre et éprouva quelques frissons : on appliqua 50 sangsues sur l'abdomen. Le 3.ᵉ jour les lochies se supprimèrent; il survint de vives douleurs dans toute la capacité abdominale, des vomissemens et une fièvre très-vive : on réitéra les sangsues. Le 4, la malade délirait; elle s'agitait, articulait à grand'peine quelques mots sans suite, puis elle retombait dans un affaissement profond : elle avait les lèvres tremblottantes, les mouvemens mal assurés, le regard obtus; les selles étaient liquides, très-fréquentes, d'une extrême fétidité; la langue sèche, le pouls petit et fréquent. Elle succomba dans la soirée.

Les frictions mercurielles à hautes doses, les vésicatoires aux jambes, furent les principaux moyens employés dans les deux derniers jours.

A l'autopsie, nous trouvâmes la surface interne de l'utérus d'une couleur brune et superficiellement ramollie : le tissu cellulaire qui unit le péritoine au corps de l'organe, les ligamens larges, infiltrés de pus; la plupart des vaisseaux lymphatiques remplis du même liquide, et formant, comme dans l'observation précédente, de gros troncs noueux superficiels, très-développés , surtout vers les parties latérales de l'organe.

Cette altération n'était point bornée aux lymphatiques de l'utérus; elle s'était étendue à la plupart de ceux de l'abdomen qui étaient gonflés et d'une couleur laiteuse ; le canal thoracique était lui-même énormément dilaté et rempli de pus en nature.

La cavité du péritoine contenait en outre une grande quantité de sérosité puriforme.

Le ventricule gauche offrait un commencement d'hypertrophie ; tout le reste était sain.

Nous avons eu occasion d'observer plusieurs autres faits semblables aux précédens; mais les limites de cette dissertation ne nous permettent point d'en rapporter un grand nombre ; d'ailleurs ces observations présentent entr'elles beaucoup d'analogie, en sorte que les unes peuvent donner une idée exacte des autres.

Le pus s'est-il formé primitivement dans les vaisseaux, ou bien y a-t-il été apporté par voie d'absorption ? Ces deux opinions peuvent être également soutenues; car, d'une part, ce produit existait en certaine quantité entre les mailles du tissu cellulaire de l'utérus, et surtout dans

l'épaisseur des ligamens larges, et dès-lors il peut se faire
que les lymphatiques aient puisé dans ces points celui
qu'ils contenaient ; mais, d'un autre côté, il n'existait
aucune espèce de proportion entre le liquide infiltré dans
l'utérus et celui qui remplissait les vaisseaux sanguins,
et d'ailleurs les ganglions lymphatiques offraient diverses
altérations qui annoncent évidemment un travail inflammatoire.

Au reste, la question est beaucoup moins importante
qu'on pourrait le croire ; tout le danger de la lésion qui
nous occupe vient de la présence d'une certaine quantité
de pus dans les voies de la circulation et de son transport
au sein de tous les organes. Or, que ce pus soit apporté
dans les vaisseaux par absorption, qu'il s'y forme spontanément, les suites en sont absolument les mêmes.

Ces effets ne diffèrent point non plus de ceux qu'en-
traîne la suppuration des veines ; le résultat commun,
c'est toujours l'absorption du pus, ce sont les terribles
accidens qu'elle détermine. Nous retrouvons en effet,
dans les deux dernières observations, à-peu-près les mêmes
symptômes que nous avons observés dans les premières.

Jusqu'ici nous avons vu la phlébite bornée à l'utérus ;
mais il arrive souvent qu'elle franchit les limites de cet
organe et s'étend aux veines environnantes ; d'un autre
côté, nous l'avons observée dans ces dernières, sans que
rien annonçât son existence dans les vaisseaux propres
de la matrice ; c'est ce que prouve le fait suivant, curieux
sous plusieurs rapports.

*Obs. V.*ᵉ — *Fièvre puerpérale, avec inflammation
des veines hypogastriques, crurales et iliaques.* — Marie
Mart...., âgée de 28 ans, d'une bonne constitution,
éprouva au troisième jour d'une couche heureuse, les
symptômes d'une fièvre puerpérale grave. Combattue
par des saignées locales très-abondantes, la maladie ne

tarda pas à s'amender , et parut enfin céder complètement le huitième jour. Mais bientôt il survint de la céphalalgie , des bourdonnemens d'oreille , de l'agitation et de l'abattement, et tour-à-tour un délire passager. Le 13 , la malade ressentit des frissons , et les douleurs abdominales , qui avaient entièrement disparu depuis long-temps , se réveillèrent avec force.

On combattit cette récrudescence à l'aide de frictions mercurielles , à la dose de deux onces chaque jour.

Elle fut encore soulagée , et parut devoir entrer de nouveau en convalescence. Déjà même elle commençait à se lever et à prendre quelques alimens : toutefois elle éprouvait chaque jour un léger mouvement fébrile et continuait à maigrir. Le 22 , les extrémités inférieures devinrent le siège d'une énorme infiltration. Le 29 , les douleurs de ventre , les vomissemens et la fièvre se renouvellèrent et ne disparurent plus. Le 31 , elle tomba dans un état de prostration extrême , et succomba.

A l'autopsie, nous trouvâmes la cavité du péritoine remplie de pus et recouverte de fausses membranes qui unissaient d'une manière intime les diverses circonvolutions intestinales. L'utérus , complètement revenu sur lui-même , n'offrait aucune espèce d'altération.

Les veines hypogastriques étaient considérablement dilatées et remplies d'une grande quantité de pus épais et grisâtre : les deux veines crurales , les iliaques et une partie de la veine cave inférieure , contenaient un caillot dense qui renfermait dans son centre une certaine quantité de pus en nature , et fermait tout passage au sang. Les parois de tous ces vaisseaux étaient très-épaissies , inégales et rugueuses : la partie la plus élevée de la veine cave inférieure , qui ne participait point à cette altération , fut trouvée entièrement vide , blanche , et notablement revenue sur elle-même.

Les autres organes étaient dans l'état naturel.

Dans cette observation , nous voyons la phlébite occuper les gros troncs veineux avoisinant l'utérus , et nous n'en trouvons aucune trace dans cet organe lui-même. Il faut donc admettre que l'inflammation peut se développer de prime-abord dans ces gros troncs , à moins qu'on ne suppose qu'elle s'est terminée par résolution dans les veines utérines, et qu'elle a persisté dans les autres ; mais cette hypothèse est toute gratuite , et nous ne voyons pas comment on pourrait l'appuyer.

La phlébite paraît s'être développée dès le commencement de cette longue maladie ; les accidens généraux qui se sont manifestés vers le neuvième jour , les tintemens d'oreilles, l'agitation, l'abattement, le délire, l'annonçaient assez : toutefois, malgré l'étendue des surfaces enflammées , ces symptômes d'infection purulente n'ont point été aussi graves que dans les cas précédens : ce fait peut paraître étrange au premier abord , mais pour peu qu'on y réfléchisse, la raison en sera facilement saisie. Une certaine quantité de pus a d'abord été portée dans le torrent de la circulation : mais bientôt le caillot qui s'est formé dans les veines crurales, iliaque et cave inférieure , en interceptant la circulation, a circonscrit et , en quelque sorte, emprisonné le pus , et s'est, par conséquent, opposé aux funestes accidens qu'une absorption plus longue n'eut pas manqué de produire : le gonflement œdémateux des extrémités inférieures qui s'est manifesté pendant la vie, les adhérences et la solidité du caillot qui remplissait les vaisseaux en question et, enfin, l'état de vacuité et le resserrement de la veine cave inférieure , ne peuvent laisser aucun doute sur cette interruption de la circulation.

Dans les observations précédentes , nous avons vu l'absorption du pus, suite de l'inflammation des vaisseaux de l'utérus, déterminer les accidens généraux les plus graves et entraîner la mort au milieu du trouble de toutes les fonctions, sans lésion appréciable du tissu des organes : mais il arrive souvent que l'altération des liquides réagit sur les solides, et devient pour eux la cause de lésions très-fâcheuses, dont les observations suivantes donneront quelques exemples.

Obs. VIe — *Fièvre puerpérale avec phlébite utérine ; perforation de l'estomac ; ramollissement de presque tous les organes.* — Eugénie Porch....., âgée de 25 ans, d'une bonne constitution et d'une excellente santé, accoucha heureusement à la Maternité le 20 juillet 1829. Le troisième jour des couches, elle ressentit quelques frissons et de vives douleurs abdominales : on appliqua quarante sangsues à l'hypogastre. Le 4, elle eut beaucoup de fièvre et vomit fréquemment ; le ventre était ballonné, très-sensible, la respiration anxieuse, le pouls serré et très-fréquent ; l'abattement et la stupeur commençaient déjà à se peindre dans ses traits. On renouvella l'application de sangsues. Le 5, elle délira, vomit fréquemment, et refusa opiniâtrement les boissons. On commença l'emploi des frictions mercurielles à la dose de deux onces chaque jour. Le 6, le délire était continuel, la face décomposée, l'air égaré, le pouls petit et fréquent. Elle ne tarda pas à tomber dans le coma, et périt, conservant jusqu'à la fin une invincible répugnance pour les boissons.

Autopsie. — La cavité du péritoine contenait une petite quantité de liquide séro-purulent.

L'utérus, à peine revenu sur lui-même, occupait toute la cavité du bassin ; ses veines étaient remplies d'un pus épais et jaunâtre qui s'écoulait de presque tous les points de l'organe, mais surtout de ses parties latérales : on remarquait vers les angles supérieurs plusieurs gros cordons lymphatiques également remplis de pus, qui se prolongeaient dans l'épaisseur des ligamens larges, et remontaient avec les veines ovariques jusque dans l'abdomen.

Le grand cul-de-sac de l'estomac était percé de trois ouvertures de la largeur d'une pièce de cinq francs chacune; les bords en étaient inégaux, frangés, d'une mollesse remarquable, et d'une teinte brune très-foncée qui s'étendait à une certaine distance des perforations, disparaissait d'une manière insensible, et se retrouvait encore dans d'autres points de l'organe ; quelques adhérences molles et de formation récente unissaient ces ouvertures à la face interne de la rate et au lobe gauche du diaphragme. Les poumons étaient engoués et parsemés de nodosités circonscrites analogues à certains engorgemens hémoptoïques. Le cerveau, le cœur, le foie et, en général, tous les organes, offraient une mollesse et une flaccidité extrêmes qui contrastaient singulièrement avec le beau développement et la riche coloration du système musculaire.

L'altération du sang, suite de l'importation d'une grande quantité de pus dans les voies de la circulation, ne s'est point seulement annoncée chez cette malade par les symptômes généraux que nous avons observés dans les cas précédens : elle s'est encore imprimée en gros caractères sur tous les organes.

Comment, en effet, pourrait-on expliquer cette désorganisation de l'estomac, ces engorgemens circonscrits du poumon, enfin ce ramollissement de tous les organes, si ce n'est par une cause dont l'influence délétère pèse sur toute l'économie. Et comment nous accuserait-on de sortir des limites d'une rigoureuse et légitime induction, si nous disons que cette cause générale c'est l'infection purulente que nous suivons en quelque sorte à la trace.

La désorganisation et la perforation de l'estomac paraissent bien souvent un phénomène cadavérique; mais les symptômes observés pendant la vie, la teinte noirâtre des parties voisines, l'état de ramollissement de tous les autres organes , enfin les adhérences qui commençaient à s'établir autour de ces perforations , excluent toute idée semblable pour le cas qui nous occupe.

Ces ramollissemens des organes les plus dissemblables s'observent surtout dans les cas où quelque cause délétère exerce sur toute l'économie sa funeste influence : dans les maladies pestilentielles, dans le typhus , dans l'empoisonnement du sang déterminé chez l'homme par l'absorption des miasmes , ou chez les animaux par l'injection de matières putrides dans les veines. L'expérience de tous les jours vient donc à l'appui de nos suppositions.

Quant aux engorgemens circonscrits qui existaient dans les poumons , c'est encore à l'absorption du pus qu'il nous faut les rapporter ; mais ce sujet a été si bien traité par M. Dance , que je ne pourrais qu'affaiblir ce qu'il en a dit.

Chacun peut voir dans le beau mémoire de l'auteur par quelle rigoureuse induction il a su rattacher à l'altération principale ces engorgemens partiels et certaines collections purulentes qu'on observe quelquefois dans ces organes et dans quelques autres : aussi, quoique nous ayons eu occasion d'observer des faits de même nature , nous ne croyons point devoir nous y arrêter.

Obs. VI.°— *Fièvre puerpérale avec péritonite et phlébite utérine ; gangrène du poumon ; ramollissement de la membrane muqueuse de l'estomac ; abcès de la jambe.* Marie-Marguerite Bapt.... , âgée de 23 ans , d'une bonne santé , éprouva , le second jour d'une couche heureuse, de vives douleurs à l'hypogastre et de la fièvre. 40 sangsues furent aussitôt appliquées à l'hypogastre , et produisirent beaucoup de soulagement ; mais le lendemain les douleurs se reproduisirent ; il s'y joignait une diarrhée abondante et des vomissemens fréquens : les lochies étaient supprimées , les seins affaissés. On posa aussitôt 60 sangsues sur l'abdomen, et 40 autres dans la soirée. Le 3, la malade ne souffrait point et se trouvait bien ; les lochies reparurent. Le 4, il survint de l'agitation et plusieurs défaillances. Le 5, elle délira et se plaignit de la jambe qui offrait un peu d'empâtement à sa partie antérieure. Le 6, elle expectora quelques crachats sanguinolens et fétides, laissa échapper involontairement ses matières fécales, et tomba dans l'affaissement jusqu'au lendemain , où elle succomba.

L'onguent mercuriel en frictions avait été employé à la dose de deux onces toutes les vingt-quatre heures , dès le troisième jour.

A l'autopsie, nous trouvâmes la cavité du péritoine à demi remplie d'une sérosité puriforme mêlée de fausses membranes : le col de la matrice et les ligamens larges infiltrés de pus : la plupart des veines de l'utérus gorgées du même liquide. L'extrémité des trompes injectée et épaissie ; les ovaires gonflés et ramollis.

Au centre du poumon droit existait un foyer gangréneux de trois ou quatre pouces d'étendue. La cavité de ce foyer était à demi-remplie de lambeaux noirâtres et fétides, et d'un liquide épais de même couleur et de même odeur.

La membrane muqueuse de l'estomac, ramollie dans une grande partie de son étendue, était entièrement détruite au pourtour de l'orifice cardiaque.

On voyait à la surface du colon quelques ulcérations rosées et de fausses membranes grisâtres , bien consistantes.

A ces altérations se joignait une suppuration de toute la jambe, d'une nature particulière.

Les muscles profonds étaient infiltrés et en quelque

sorte imbibés de pus dans l'espace de trois ou quatre pouces. Aux environs de ce foyer et dans toute l'étendue de la jambe, existaient plusieurs petites collections circonscrites qui paraissaient en quelque sorte déposées au milieu des muscles; ceux-ci avaient conservé leur couleur naturelle : le tissu cellulaire intesticiel et sous-cutané, les tégumens, n'offraient ni la rougeur, ni l'infiltration séreuse qui accompagnent ordinairement les inflammations profondes.

Les réflexions que nous suggérait l'observation précédente s'appliquent également à celle-ci : nous retrouvons en effet dans ce cas, aussi bien que dans l'autre, une foule de lésions qu'on ne peut attribuer qu'à l'influence d'une cause générale qui les domine toutes.

Le nombre de ces lésions, leur marche rapide autant qu'insidieuse, leur nature désorganisatrice, tout leur imprime un caractère particulier que ne présente point l'inflammation dans ses formes ordinaires, mais qu'explique parfaitement l'influence délétère d'un sang vicié sur tous les organes.

Parmi ces lésions, il en est une sur laquelle nous nous proposons surtout de diriger l'attention, c'est la suppuration des muscles de la jambe : mais avant d'expliquer toute notre pensée à ce sujet, il est nécessaire d'exposer ici une série de faits qui puissent bien faire connaître ces sortes d'abcès.

Obs. VIII.ᵉ — *Fièvre puerpérale avec phlébite utérine; collections purulentes dans les muscles psoas, iliaque, triceps, etc.* — Gadif....., âgée de 37 ans, d'une bonne constitution, éprouva au troisième jour d'une couche heureuse tous les symptômes d'une fièvre puerpérale intense. La maladie, énergiquement combattue par des applications nombreuses de sangsues, s'amenda vers le huitième jour; mais bientôt la fièvre et les douleurs abdominales se réveillèrent avec force ; la malade ne tarda pas à éprouver de l'agitation et du délire ; elle tomba dans un coma profond, troublé de temps en temps par des cris et des gémissemens, et succomba au 5.e jour de cette récidive.

Les frictions mercurielles à haute dose, le calomélas, les lavemens avec le miel de mercuriale, les cataplasmes sinapisés, furent les moyens employés dans les derniers temps.

Autopsie 24 heures après la mort. — Aux caractères déjà connus d'une phlébite utérine très-intense et qui s'étendait à presque toutes les veines de l'organe, se joignaient les altérations suivantes :

Les muscles psoas des deux côtés du bassin offraient plusieurs collections purulentes d'un volume assez considérable : le liquide était rassemblé au centre même de ces muscles, en foyers exactement circonscrits.

Les fibres charnues qui se trouvaient en contact avec le pus, étaient grisâtres et ramollies ; mais hors de là elles avaient conservé leur rougeur, leur consistance et tous leurs caractères ; on trouvait plusieurs foyers de même nature dans le muscle iliaque du côté droit, et un autre plus petit dans l'épaisseur du triceps fémoral. Les autres organes, et en particulier le cerveau, furent disséqués avec beaucoup de soin, et n'offrirent rien de remarquable.

Obs. IX.e — Fièvre puerpérale avec phlébite utérine ; abcès dans les muscles des jambes, de la cuisse, des avant-bras, et dans l'articulation du genou. — Elisabeth Hain...., âgée de 23 ans, délicate, sensible, fut prise de fièvre puerpérale au quatrième jour de sa première couche. L'ipécacuanha à dose vomitive, et les sangsues appliquées au nombre de 5o à la région hypogastrique, triomphèrent assez promptement des accidens. Mais le

quatorzième jour, la malade, déjà en pleine convalescence, éprouva une peine très-vive dont nous igno-
râmes la cause, et répandit pendant tout le jour un torrent de larmes.

Le lendemain ı5, elle avait une fièvre violente, des
vomissemens fréquens, une douleur profonde et très-intense dans la région hypogastrique et dans la fosse iliaque
gauche. On appliqua 4o sangsues qui produisirent une
amélioratioa sensible, mais momentanée ; bientôt survint
une série de symptômes graves dont la cause et la nature
ne fut pas long-temps douteuse pour M. Desormeaux.
Un léger délire, un air de stupeur et d'ivresse, par fois
de l'agitation, la langue nette, le pouls petit et fréquent,
une diarrhée fétide très-abondante, une douleur profonde dans la région hypogastrique, des nausées, quelques faibles efforts de toux qui venaient expirer à grand
peine sur les lèvres de la pauvre moribonde.

Sur la fin elle se plaignait de douleurs dans les jambes
et dans les avant-bras ; et quoiqu'on ne remarquât à l'extérieur ni rougeur, ni rénittence des tégumens, ni gonflement des parties molles, M. Désormeaux n'en annonça
pas moins l'existence de collections purulentes dans l'é-
paisseur des muscles.

La mort de la malade et l'autopsie du corps vinrent
bientôt justifier ce diagnostic. Un pus épais et bien lié
était infiltré dans l'épaisseur des muscles profonds des
deux jambes ; les fibres musculaires en contact avec ce
liquide étaient grisâtres, ramollies; mais hors de là, elles
reprenaient brusquement leur couleur et leur consistance;
plusieurs petites collections, isolées, bien circonscrites,
du volume d'une amande, se remarquaient eu outre dans
les muscles soléaire, jambier antérieur, et à la partie
moyenne de la cuisse; l'avant-bras droit offrait exacte-

ment les mêmes altérations ; l'articulation gauche du genou contenait aussi une certaine quantité de pus de bonne
nature ; la membrane synoviale avait conservé sa finesse,
son poli et sa transparence naturelle.

Nous trouvâmes du reste les veines de l'utérus remplies
d'un pus épais et de bonne nature ; leur membrane interne grisâtre, inégale et rugueuse.

L'ovaire gauche transformé en une petite poche encore à demi-remplie de pus, qui adhérait au rectum,
et s'ouvrait dans la cavité de cet intestin par un orifice à
bords inégaux et découpés ; le péritoine dans l'état naturel ; l'estomac parsemé de plaques rouges ; le reste parfaitement sain.

Obs. X.ᵉ — *Fièvre puerpérale avec suppuration des
veines et des vaisseaux lymphatiques de l'utérus ; abcès
nombreux dans les muscles ; épanchement purulent dans
l'articulation du genou.*—Bouill...., primipare, âgée de
25 ans, de la constitution la plus vigoureuse, éprouva,
comme la précédente, à la suite d'une couche heureuse,
tous les symptômes de la phlébite utérine : bientôt se
montrèrent les accidens graves qui accompagnent l'importation du pus dans le torrent de la circulation, et que
nous avons déjà eu occasion d'observer tant de fois ; il survint en outre de la douleur et un empâtement profond
dans divers points des membres. La malade succomba,
malgré l'emploi des sangsues dès le principe et des frictions mercurielles dans la seconde période.

Autopsie vingt-quatre heures après la mort. — De
larges infiltrations et de nombreux foyers purulens isolés
et circonscrits, en tout semblables à ceux que nous avons
déjà décrits, existaient dans l'épaisseur des muscles profonds des deux jambes, au centre du brachial antérieur,
des triceps brachial et fémoral et des fessiers ; l'articula-

tion gauche du genou contenait aussi une grande quantité de pus de bonne nature, sans altération appréciable de la membrane synoviale,

Un pus épais, jaunâtre et bien consistant, qui abondait surtout à la base des ligamens larges, remplissait la plupart des veines de l'utérus, dont les parois nous parurent rugueuses, inégales et manifestement épaissies; plusieurs gros troncs lymphatiques étaient également gorgés du même liquide; on les reconnaissait à leur position superficielle sous le péritoine, à leur marche flexueuse sur les parties latérales de l'utérus et dans l'épaisseur des ligamens larges, à leur disposition par rapport aux veines, à la ténuité de leurs parois, qui s'affaissaient aussitôt qu'on les incisait; enfin, aux renflemens considérables qu'ils offraient d'espace en espace, renflemens tels, qu'il eût été facile de les confondre avec des collections purulentes développées dans le tissu même de l'utérus; ces vaisseaux pouvaient être facilement suivis le long de la veine ovarique jusqu'aux ganglions lombaires qui étaient mous, tuméfiés et infiltrés de pus.

Le tissu de l'utérus ainsi que ses annexes n'offraient du reste aucune altération. Le péritoine contenait une petite quantité de sérosité louche. Les autres organes étaient sains.

Nous pourrions augmenter encore le nombre de ces observations, si nous ne craignions de donner trop d'étendue à ce travail. Les cas de cette nature ne sont point en effet très-rares : aussi, quoique la marche insidieuse et en quelque sorte subreptice de ces abcès, l'incertitude des signes qui en caractérisent le développement et souvent l'absence de tout symptôme, soient bien propres à tromper la vigilance du médecin le plus attentif, et à lui dérober la connaissance de beaucoup d'altérations de cette nature; on en rencontre cependant un certain nom-

3

bre d'exemples dans les auteurs qui ont écrit sur la fièvre puerpérale , et en particulier dans l'ouvrage de Leake , de Doublet , dans l'ancien Journal de médecine, etc., etc.

Quelques observations relatées dans le livre des Epidémies d'Hippocrate offrent même certains symptômes qui pourraient être rapportés à l'altération qui nous occupe : tels sont les douleurs fixes observées dans certains points de la jambe et de la cuisse chez la femme d'*Epicrate* et chez celle de la *fontaine froide,* qui succombèrent évidemment à des fièvres puerpérales; mais , sans remonter si loin, nous trouvons des observations semblables dans plusieurs thèses récentes , dans le Mémoire de M. Dance , etc. , etc. Je dois ajouter aussi que M. Désormeaux en a observé un grand nombre consignées dans des cahiers qu'il a bien voulu me communiquer. Si nous reportons un instant notre attention sur les observations précédentes , il nous sera facile de voir que ces collections purulentes diffèrent essentiellement des abcès ordinaires; ceux-ci en effet n'affectent que rarement l'épaisseur des muscles; ils occupent surtout les intervalles celluleux qui séparent ces organes ou leurs divers faisceaux , le pourtour des os, le tissu cellulaire sous-cutané , etc. , etc. ; ils se forment d'une manière plus ou moins rapide , mais toujours graduée et régulière ; ils sont généralement accompagnés d'un violent appareil de douleur : on voit constamment, même dans les plus profonds de ces phlegmons, les tégumens revêtir une teinte violacée , ou présenter une tension et une rénittence caractéristique.

Ajoutez à cela que l'inflammation ordinaire ne se borne point à certaines limites précises et bien définies , de manière à former des collections purulentes exactement circonscrites , comme celles que nous avons eu occasion d'observer; mais qu'elle est le plus souvent diffuse; qu'elle ne sévit point au même degré dans tous les points qu'elle

occupe, et que, dans tous les cas, elle ne disparaît qu'in_
sensiblement et par une sorte de fusion avec les parties
environnantes.

Or, nous le demandons, ces caractères se retrouvent-
ils dans les abcès observés plus haut.

C'est le centre des muscles qu'ils occupent constamment, et non leurs intervalles celluleux, disposition que
nous chercherons à expliquer tout-à-l'heure. La douleur
qui les accompagne est médiocre, et telle que la disten-
sion mécanique des parties suffit pour en rendre compte.

On ne voit point les tégumens changer de couleur ni
d'aspect; les muscles sont bien ramollis, mais seulement
dans le point où ils sont imbibés de pus; hors de là, ils
reprennent leur couleur, leur consistance, leur forme naturelle; souvent même le pus existe par petits foyers isolés et au milieu des muscles qui n'ont point changé d'aspect, et où il paraît en quelque sorte déposé. Que dire
d'ailleurs de la singulière multiplicité de ces foyers et de
la rapidité de leur formation dans les parties les plus éloignées les unes des autres? Voit-on une inflammation ordinaire occuper ainsi *vingt points différens, y sévir partout avec la même violence,* et se terminer partout de la
même manière?

Si en même temps il existe dans l'économie une cause
générale, manifeste et en quelque sorte palpable, qui
puisse expliquer tous ces effets divers; si nous surpre-
nons le pus tout formé dans les vaisseaux de l'utérus,
d'où nous le voyons en quelque sorte se porter dans toutes les voies de la circulation avec le sang qui lui sert de
véhicule; si des symptômes caractéristiques annoncent
d'une manière presque certaine cette importation du pus
au sein de tous les organes, et précèdent constamment les
abcès en question, au point que l'apparition de ceux-ci
suffit pour faire soupçonner le développement de ceux-là,

3..

n'avons-nous pas mille raisons de croire que ces collections purulentes , comme celles des poumons , du foie , du cerveau, qu'on observe en pareil cas , ne sont point l'effet d'une inflammation ordinaire; mais le résultat d'un travail particulier ou d'un simple dépôt au sein du tissu musculaire.

On objectera peut-être que cette hypothèse , bien qu'admissible pour le poumon , le foie, qui sont les principaux centres de la circulation veineuse, ne peuvent plus s'appliquer aux muscles, qui ne reçoivent qu'une quantité de sang bornée. Mais ne sait-on pas qu'un nombre considérable de veines se distribue à ces organes? Et, d'ailleurs, l'expérience n'a-t-elle pas déjà prononcé? Des injections de mercure faites par M. Cruveilhier dans les veines des animaux , n'ont-elles pas produit de nombreux épanchemens dans les muscles, en même temps qu'elles en ont déterminé dans les principaux viscères? Mais dans les observations rapportées plus haut, les collections purulentes étaient bornées aux muscles, et il n'en existait point de traces dans les autres organes. Nous répondrons encore à cette objection par une expérience de M. Cruveilhier. « J'ai vu souvent , dit-il , le mercure traverser le système capillaire pulmonaire de quelques sujets , et se nicher spécialement dans l'épaisseur des muscles, dans les cavités séreuses. » Il est difficile , sans doute, d'expliquer ces différences, mais les faits existent : devant eux doivent tomber les explications.

D'après ces considérations , il me paraît très rationel d'admettre que ces collections purulentes des muscles et des articulations qui se lient fréquemment à la phlébite, ne sont qu'un effet direct et immédiat de l'absorption du pus et de son mélange avec le sang : or, voici comment on peut concevoir le phénomène ; tantôt un certain nombre de molécules purulentes se fixent dans l'épaisseur des muscles, se déposent à la surface des membranes séreuses, agissent alors à la manière de l'épine inflammatoire, et deviennent centre d'une inflammation exactement circonscrite qui se termine très-rapidement par suppuration ; c'est en effet de cette manière qu'on voyait agir les globules mercuriels dans les expériences de M. Cruveilhier ; tantôt, au contraire, le pus paraît déposé en nature dans ces parties sans aucun travail local.

Ce dernier mode de formation est plus difficile à admettre que le premier et plus susceptible de contestation ; toutefois, il me semble difficile d'expliquer autrement le développement de quelques-uns de ces petits foyers isolés que nous avons rencontrés dans l'épaisseur des muscles, d'ailleurs sains, et surtout certaines collections purulentes que M. Desormeaux a quelquefois vues se former immédiatement au-dessous de la peau, sans la moindre apparence de travail inflammatoire et avec une promptitude surprenante.

On objecte que les lois de la physiologie sont en opposition directe avec de semblables faits ; mais on oublie trop que l'acte de la nutrition n'est, en dernière analyse, que le résultat d'un dépôt analogue, seulement constant et régulier. Or, si les vaisseaux vont incessamment se décharger dans les organes de certaines particules destinées à en réparer le tissu, pourquoi ne se débarrasseraient-ils pas de la même manière des principes hétérogènes qu'ils contiennent.

Mais en voilà assez sur ce sujet, et nous reprenons notre rôle d'historien.

Dans toutes les observations précédentes, nous avons vu les accidens typhoïdes, suite constante de la phlébite utérine et de l'absorption du pus, se terminer par une mort rapide. Mais on n'aurait point une idée exacte de la maladie qui nous occupe si on se bornait à l'étude de ces faits.

Les accidens ne sévissaient point toujours avec la même violence; souvent l'affection, moins grave dans son principe, disparaissait graduellement à l'aide d'un traitement bien entendu, et se terminait par le retour à une santé parfaite.

Obs. XI.[c] — *Fièvre typhoïde consécutive à la phlébite utérine, terminée par la guérison.* — Vel....., âgée de 22 ans, enceinte pour la première fois et d'une bonne santé, accoucha heureusement peu de temps après son entrée dans la maison.

Le quatrième jour, elle éprouva quelques frissons et se plaignit du ventre. Bientôt les douleurs abdominales devinrent très-aiguës; il s'y joignit des nausées avec amertume de la bouche et sentiment de poids à l'épigastre; en même temps les lochies disparurent et les seins s'affaissèrent : M. Desormeaux prescrivit dix-huit grains d'ipécacuanha, qui furent suivis de quelques vomissemens bilieux et de sueurs, et pour le soir une application de cinquante sangsues à l'hypogastre. Le lendemain, la malade se sentit fort soulagée. Le 7, elle ressentit encore des douleurs, que l'on combattit par une nouvelle application de sangsues. Le 9, la sensibilité du ventre disparut entièrement, mais la fièvre continua.

Le 12, elle éprouva de l'agitation, et tomba ensuite dans un état d'affaissement et dans un délire taciturne. Les jours suivans, elle offrit les signes d'un engorgement pulmonaire circonscrit qui nécessita l'application d'un vésicatoire; elle avait, du reste, l'air abattu, le regard languissant, les mouvemens lents et mal assurés, le pouls petit et faible; elle délirait chaque nuit et laissait échapper involontairement ses matières fécales; on la mit à l'usage de la décoction de quinquina.

Au dix-septième jour, il survint une large escarrhe aux grandes lèvres et au sacrum.

(39)

Le 19, la langue commença à s'humecter, le pouls se releva et la physionomie reprit son expression naturelle; dès-lors l'amélioration fit des progrès rapides, et la malade ne tarda pas à sortir en pleine convalescence.

Obs. XII.ᵉ — *Fièvre typhoïde consécutive à la phlébite utérine, terminée par la guérison.* — Grandj......., âgée de 23 ans, pâle, lymphatique, éprouva, à la suite d'un accouchement long et pénible, une perte très-abondante, qui ne céda qu'aux injections froides et aux applications de même nature.

Le lendemain, elle fut prise de violentes douleurs à l'hypogastre avec vomissemens et fièvre : deux applications de quarante sangsues ¡chacune faites à peu de distance, des bains de siége, des fomentations émollientes, produisirent un soulagement notable. Les douleurs abdominales disparurent complètement, mais la fièvre persista.

Bientôt il se forma une large escarrhe à la région du sacrum : la malade tomba dans un état de stupeur et d'engourdissement profond : elle avait la face violacée, la langue sèche, les membres tremblans; elle éprouvait en outre une diarrhée abondante, délirait constamment et paraissait insensible à tout ce qui se passait autour d'elle : on lui donna pour boisson une infusion de quinquina avec une petite quantité d'opium. Peu à-peu les choses changèrent de face, les accidens s'amendèrent, la physionomie se ranima, la malade recouvrit un peu de force, de la gaîté, et il ne lui resta bientôt plus d'autre mal qu'un large ulcère au sacrum, dont la guérison fut très-longue et très-difficile.

S'il est impossible de démontrer l'existence de la phlébite utérine dans les observations précédentes, au moins existe-t-il, en faveur de cette altération, des probabilités qui équivalent presque à la certitude.

Les douleurs hypogastriques, les vomissemens, la fièvre, qui se sont montrés chez ces deux malades peu de
temps après l'accouchement, annonçaient l'existence
d'une affection de l'utérus : mais dans quel point de l'organe existait cette inflammation ? En occupait-elle le corps,
le tissu cellulaire environnant, ou l'enveloppe péritonéale ? Etait-elle bornée à quelques uns de ses annexes
ou bien à ses vaisseaux ? C'est ce qu'il était difficile de dé-
cider d'abord : mais bientôt les douleurs, combattues
par d'abondantes saignées locales, diminuent progressivement et finissent par disparaître, et aux symptômes inflammatoires on voit succéder les accidens qui annoncent
ordinairement l'absorption du pus et son transport dans
toute l'économie.

Dès-lors, l'existence de la phlébite utérine n'est
guère douteuse ; car seule elle peut produire des symptômes semblables : il est probable, toutefois, que l'inflammation n'a point été très-intense ni très-étendue,
et que le pus n'a été versé dans l'économie qu'en médio·
cre quantité : on ne retrouve point, en effet, dans ces observations, et la marche rapide, et l'effrayante gravité
des symptômes que les autres cas nous ont offertes ; on voit,
au contraire, les accidens se développer peu-à-peu, croî-
tre et disparaître insensiblement comme dans les fièvres
typhoïdes ordinaires, dont ces maladies présentent réellement le tableau le plus frappant.

C'est qu'en effet, comme le prouvent tous les faits précédens, la seconde période de la phlébite utérine n'est
autre chose qu'une fièvre typhoïde : observation importante, selon nous, et propre à jetter quelque jour sur la
nature de cette dernière maladie, surtout si on la rappro-
che des expériences de MM. Gaspard, Dupuy, etc., qui
en ont déterminé à volonté les symptômes en injectant
du pus ou des matières putrides dans les veines des ani·
maux.

Cette fièvre typhoïde, produite tantôt par l'introduction du pus dans l'économie, tantôt par la simple absorption de miasmes putrides, offre, avec la maladie si bien
décrite par M. Bretonneau, plusieurs traits de ressem-
blance; mais pour peu qu'on observe ces deux maladies,
on trouve entre elles tant de différences essentielles, qu'on
ne peut véritablement les confondre que par la plus
étrange prévention.

La dothinentérite offre certaines phases de développement constantes, régulières, qui répondent à certaines
altérations anatomiques également régulières et toujours
identiques. La fièvre typhoïde, au contraire, comme
nous aurons encore occasion de l'observer dans les faits
qui suivent, ne présente ni règle dans la marche des symptômes, ni éruption intestinale.

Les mots de dothinentérie et de fièvre typhoïde repré-
sentent donc deux types morbides différens, d'abord
confondus sous une dénomination commune, mais qui,
aujourd'hui, ne peuvent plus l'être.

Les fièvres typhoïdes observées à la suite des couches
ne sont pas toujours dues à la même cause que les précédentes : souvent, en effet, on voit cette maladie se développer après la couche primitivement et sans que l'appréciation des symptômes observés pendant la vie et l'examen des organes après la mort annoncent en aucune façon l'existence d'une phlébite utérine, d'une métrite ou
de toute autre altération.

Cette question se lie d'une manière intime à celle de la
fièvre puerpérale, et il ne sera point inutile de citer ici
quelques faits propres à l'éclaircir.

Obs. XIIIe — *Fièvre typhoïde primitive survenue à
la suite d'un accouchement laborieux et d'une perte
abondante.* — Garn....., âgée de 3o ans, d'une bonne
santé, entra à la Maternité le 2 août 1819, et y accoucha

quelques jours après de son premier enfant. Le travail fut très-long et très-douloureux. L'inertie de l'utérus nécessita l'emploi du forceps, et la délivrance fut suivie d'une perte abondante, qu'on n'arrêta que difficilement à l'aide des injections et des applications froides.

Le lendemain, les lochies coulaient abondamment; la malade était pâle et très-abattue; elle éprouvait dans la région hypogastrique quelques douleurs profondes qui faisaient craindre l'invasion d'une métrite. M. Desormeaux prescrivit une application de 5o sangsues sur l'abdomen et un bain de siége. Le troisième jour, elle eut la fièvre accompagnée de chaleur et de soif. Les lochies continuaient à couler ; toute douleur abdominale avait disparu. Le 5 il survint de larges escarrhes aux grandes lèvres, de la diarrhée et de l'engourdissement. Le 8, elle eut de l'agitation, du délire et plusieurs émissions involontaires de matières liquides très fétides ; sa langue était desséchée, son pouls fréquent et irrégulier; ses traits, ses mouvemens, toute son habitude, exprimaient une prostration profonde.

Le 11, elle s'affaissa de plus en plus, éprouva de la difficulté à avaler, se refroidit et succomba.

Dans le principe, on lui faisait boire une tisane de riz ; plus tard on la mit à l'usage de la décoction de quinquina, et on lui donna des pilules composées d'extrait de quinquina et de camphre en parties égales.

Autopsie 3o *heures après la mort.* — Le cadavre offrait déjà un commencement de décomposition; nous trouvâmes les grandes lèvres converties en une escarrhe épaisse et profonde, l'utérus volumineux, son tissu flasque, mais parfaitement sain, ainsi que ses vaisseaux, qui furent disséqués avec grand soin; sa surface interne recouverte d'un sang brun, partie liquide, partie coagulé : l'estomac et l'intestin parfaitement blancs sans aucune altération de consistance ni dépaisseur , les plaques de Peyer à peine appréciables , les poumons engoués , le cœur mou et comme flétri ; les cavités remplies d'un sang fluide ; la substance cérébrale très-molle et d'une pâleur remarquable. Les autres organes étaient du reste dans l'état naturel.

Obs. XIV.ᵉ — *Fièvre typhoïde, suite de couches, diathèse gangréneuse, désorganisation de l'estomac.* — Berge...., âgée de 24 ans, lymphatique nerveuse et très-irritable, éprouva au commencement d'une première grossesse des vomissemens et des douleurs d'estomac que l'on combattit par la saignée générale et plusieurs applications de sangsues ; au troisième mois, elle fut prise à la suite d'efforts violens , d'un engorgement inflammatoire du genou et vint se faire traiter à l'Hôtel-Dieu ; elle en sortit au bout de cinq mois, à-peu-près guérie , mais épuisée à la fois par des souffrances très-vives , un traitement debilitant et un séjour prolongé dans l'hôpital.

Entrée bientôt après à la Maternité , elle y accoucha heureusement et n'éprouva d'abord aucun accident ; mais le huitième jour elle fut prise de fièvre et de diarrhée ; presqu'aussitôt la langue se dessèche et se couvre d'un enduit brun très-épais ; la face se décompose , les idées se troublent ; plus tard le délire est continuel , le regard égaré , les membres tremblans , l'écoulement des matières fécales involontaire, le pouls petit , fréquent , irrégulier.

En même temps de larges et profondes escarrhes se développent sur différens point du corps, aux mamelles , qu'elles envahissent bientôt en totalité, au sacrum, à la partie antérieure des cuisses , aux deux talons ; sur la fin, il survient quelques nausées, de faibles efforts de toux, une sueur visqueuse très-abondante , une longue et pénible agonie et la mort au dixième jour de l'invasion.

Les boissons acidulées , l'extrait de quinquina combiné

avec diverses eaux aromatiques, les vésicatoires aux jambes, les pansemens avec la poudre de quinquina et l'alcohol camphré avaient été employés pendant le cours de la maladie.

Autopsie vingt heures après la mort. — Une escarrhe séche et très-épaisse occupait en grande partie les deux mamelles et toute la surface du sacrum.

Les lèvres de la vulve, une grande partie des tégumens de la cuisse, les talons offraient la même dégenérescence gangréneuse. L'estomac était percé à son grand cul de sac d'une large ouverture, à bords mous, frangés et d'une couleur noirâtre qui se fondait insensiblement avec la teinte blanchâtre du reste de l'organe ; on ne remarquait du reste au pourtour de la perforation et dans les autres points de l'estomac aucune trace de phlogose.

L'intestin grêle était parfaitement blanc et rempli d'une grande quantité de matières brunâtres d'une extrême fétidité ; le cœur mou, flasque, gorgé d'un sang fluide et séreux ; le poumon droit hepatisé dans un point très-limité de son lobe inférieur ; le cerveau décoloré, le péritoine, l'utérus et ses annexes étaient dans un état d'intégrité parfait.

Ces observations présentent quelques différences dans la forme, mais elles sont identiques dans le fond.

Toutes deux en effet offrent des exemples de fièvre typhoïde de la nature la plus grave et du caractère le plus fortement dessiné ; mais si on les compare à celles que nous avons rapportées précédemment, on est aussitôt frappé d'une différence importante.

Dans les unes, en effet, l'affection typhoïde ne se manifeste que consécutivement à la suppuration de l'utérus ou de ses vaisseaux, et au transport de pus dans les voies de la circulation.

Dans les autres, au contraire, cette affection se déve-

loppe primitivement et indépendamment de toute altération appréciable. La marche des symptômes et l'état des
organes ne peuvent laisser aucun doute à ce sujet. La
première de nos malades éprouve , il est vrai, le lendemain des couches , quelques douleurs à l'épigastre, mais
ces douleurs vont en décroissant , et d'ailleurs elles n'in-
fluent ni sur le pouls qui reste calme, ni sur les lochies
qui s'établissent régulièrement, ensorte qu'on ne peut
raisonnablement les attribuer qu'à la fatigue de l'utérus ,
suite d'un travail long et difficile, et de l'application du
forceps. Chez l'autre femme, on n'observe pas la moindre
douleur abdominale, et d'ailleurs c'est au début même
que paraissent les accidens typhoïdes; enfin, chez l'une
et l'autre de ces malades , une dissection attentive ne
décèle aucune trace d'altération ni dans le péritoine , ni
dans l'utérus et ses annexes, et l'état des organes se
trouve ainsi d'accord avec la marche des symptômes.

Nous avons avancé plus haut , suivant en cela l'opinion
de M. Desormeaux , qu'un grand nombre de fièvres *puerpérales putrides*, observées par les auteurs, peuvent se
rapporter à la phlébite utérine dont ils ont méconnu
l'existence; mais il faut bien aussi reconnaître, avec le
savant professeur, que plusieurs de ces maladies sont des
affections primitives qui se rapprochent beaucoup de
celles dont nous venons de faire l'histoire. Le développement de ces maladies se lie-t-il d'une manière directe et
immédiate à l'état de couche , ou bien est-il purement
fortuit et accidentel ? Telle est la question qui se présente
naturellement et qui mérite d'être examinée.

On ne saurait nier que les anciens n'aient attribué à
l'état puerpéral plus d'influence qu'il ne doit en avoir ;
frappés qu'ils étaient de l'incontestable spécialité de cet
état de la femme, ils ont cru voir dans toutes les maladies qui peuvent se developper après l'accouchement,

quelque chose de cette spécialité : appliquant ainsi indistinctement l'épithète de puerpérale à tous les cas, ils ont
englobé sous la même forme les affections les plus dissemblables; et comme il arrive aujourd'hui pour l'inflammation, à force de généraliser ils sont tombés dans
le vague et la confusion.

Plus tard les travaux de Pinel, de Bichat, enfin ceux
des médecins de nos jours, en restreignant le cadre, au-
trefois si vaste, des fièvres puerpérales à l'inflammation
du péritoine et de l'utérus, en ont fait disparaître les
affections souvent disparates qu'on y avait fait entrer
jusque-là.

Si on voulait seulement exprimer ce fait, que les différentes affections qui surviennent après la couche ne
sont point toutes des fièvres puerpérales proprement dites,
c'était assurément faire un grand progrès; mais si on pré-
tendait en outre établir que ces affections sont toujours
indépendantes de l'accouchement, n'était-ce pas aller
trop loin? Il ne nous semble point en effet très-difficile de
démontrer que les cas de fièvres typhoïdes dont nous
venons de faire l'histoire, se lient étroitement à cet acte.

Quoique la parturition soit une fonction naturelle, il
n'est guère possible de nier, que même dans les cas les
plus simples, elle n'imprime à l'économie une violente
secousse, un ébranlement général dans lequel on peut
reconnaître déjà quelques-uns des traits de la fièvre typhoïde : « Les douleurs, dit M. Desormeaux, dans le
. tableau si vrai qu'il a tracé de cette fonction, les dou-
» leurs affectent vivement la sensibilité et déterminent un
» agacement considérable..... Le pouls devient dur, fré-
» quent; la chaleur du corps augmente; le visage s'anime
» et se colore; les lèvres, la langue se sèchent...... Il y a
» une agitation universelle et très-grande..... Plus tard,
» l'agitation est extrême; les efforts s'accompagnent d'un

» tremblement convulsif : quelquefois même les fonctions » intellectuelles sont troublées dans les cas ordinaires. » Ce trouble passager ne peut être regardé comme un état pathologique , pas plus que celui déterminé par la colère , toutes les passions; mais que ce violent appareil de douleur vienne ébranler un corps déjà usé par la maladie, la diète, l'air des hôpitaux, où qu'il se prolonge long-temps au-delà de ses limites naturelles; que des pertes abondantes ajoutent encore à l'épuisement produit par les souffrances, les efforts, comme nous l'avons vu dans nos deux dernières observations , pense-t-on que ces causes ne soient point suffisantes pour expliquer le développement de la fièvre typhoïde ?

« Lorsqu'un accouchement laborieux ou contre-nature » n'a pu se terminer, dit le docteur West, dans sa Disser-» tation inaugurale; lorsqu'il a été trop long-temps différé, » que l'utérus s'est consumé en vains efforts , que ses » parois sont fatiguées, contuses, on observe plutôt les » signes avant-coureurs de la mort que les symptômes » d'une maladie; l'œil est terne et sec; les traits sont dé-» composés, la voix éteinte, la peau plombée, couverte » de sueur froide , le pouls misérable. Bientôt les douleurs » cessent; il semble que la sensibilité soit usée : les facul-» tés intellectuelles se troublent ou restent comme engour-» dies ; aux sueurs froides succède quelquefois une exas-» pération fébrile, et la malade succombe en 24 ou » 48 heures. »

Ne retrouve-t-on pas dans ce tableau les caractères de la fièvre typhoïde dans son plus haut degré; et, nous le demandons, n'existe-t-il point entre ces symptômes et le fait de l'accouchement , la corrélation la plus évidente ?

Si d'ailleurs nous portions l'observation hors du cercle des maladies puerpérales, il nous serait facile de citer à l'appui de cette opinion une multitude de faits analogues;

nous rappelerions que toutes les grandes douleurs, celles des opérations chirurgicales, des brûlures étendues, sont quelquefois suivies, comme celles de l'accouchement, de symptômes typhoïdes : nous nous appuyerons de la production de ces maladies charbonneuses, qu'on voit se manifester chez les animaux surmenés, et qui ont tant d'analogie avec l'affection qui nous occupe ; mais il nous suffira d'avoir indiqué ces analogies auxquelles nous ne pouvons donner ici plus d'étendue, et nous passerons à l'étude d'une autre altération.

§. III. *Du ramollissement ou putrescence de l'utérus.* —La putrescence ou ramollissement de l'utérus, altération long-temps méconnue, est devenue de nos jours le sujet de nombreuses recherches, surtout chez les allemands, qui en ont singulièrement éclairé l'histoire. Tout récemment encore, M. Luroth de Strasbourg, et mon collègue et ami M. le docteur Danyau, en ont donné de fort bonnes descriptions qui ne nous laissent que peu de choses à en dire. Aussi ne parlerons-nous de cette affection qu'en ce qui touche la période dont nous avons entrepris de donner l'histoire, et seulement pour ne point laisser incomplet le tableau que nous en voulons tracer.

Le ramollissement de l'utérus, après s'être montré fréquemment dans la première moitié de l'année, et surtout dans les environs de janvier, disparut ensuite presqu'entièrement pendant les mois de juillet et août, qui furent surtout caractérisés par la fréquence des phlébites utérines, puis on le vit de nouveau sévir avec violence, en septembre et octobre, et disparaître encore dans les deux derniers mois, pendant lesquels la mortalité fut, du reste, peu considérable.

Il affectait deux formes principales, dont Boër, et à son exemple, M. Luroth, ont fait deux malades distinctes : le ramollissement, proprement dit, et la putrescence, qui ne sont évidemment que les degrés différens d'une même affection, comme l'a déjà remarqué M. Desormeaux (*Dictionn. de méd.*). Dans la première forme, le ramollissement ne faisait, en quelque sorte, qu'effleurer la surface interne de l'utérus : il se présentait sous l'apparence de plaques superficielles, d'une couleur rougeâtre ou brune, d'une forme irrégulière, qui occupaient à-peu-près indistinctement tous les points de cette surface. Les limites n'en étaient point rigoureusement déterminées : le tissu malade se fondait, au contraire, avec le tissu sain par des nuances et une gradation insensibles.

Dans la seconde espèce, le ramollissement s'étendait en profondeur en même temps qu'en surface ; il occupait quelquefois toute l'épaisseur du corps ou du col de l'utérus : le tissu de cet organe était alors si mou que les doigts ne pouvaient le saisir sans le pénétrer de toutes parts.

Dans les deux cas, les parties ramollies avaient une odeur putride très-prononcée : toutefois nous ne voudrions point affirmer que cette odeur appartînt aux tissus altérés : il nous a souvent semblé, au contraire, qu'elle était propre à la couche putrilagineuse qui recouvre presque constamment, dans ce cas, la surface interne de l'utérus et qu'on observe d'ailleurs dans beaucoup d'autres circonstances.

Le ramollissement superficiel se liait presque constamment à quelqu'autre altération, péritonite, métrite, phlébite utérine, et il ne nous a point semblé que le fait de son existence eût une influence bien sensible sur la marche des symptômes.

Le ramollissement, au second degré, était aussi uni quelquefois à d'autres désordres ; mais il formait ordinairement l'altération principale, souvent même la seule,

et imprimait constamment à la maladie le caractère typhoïde le plus prononcé et la marche la plus rapide.

Le fait suivant et plusieurs de ceux rapportés par
M. Danyau, peuvent en fournir la preuve.

*Obs. XVe. — Putrescence de l'utérus accompagnée de
symptômes graves, et terminée par la mort en 24 heures.*
— Roy....., âgée de 3o ans, d'une bonne constitution,
heureusement accouchée le 10 octobre, éprouva, dans la
nuit du 12, quelques douleurs abdominales accompagnées de frissons.

Le matin elle avait le ventre tendu, sensible à la pression ; les traits tirés ; la langue sèche ; le pouls petit et
fréquent. Les lochies étaient remplacées par un écoulement fétide et puriforme. Dans la journée elle eut du dé·
lire et de l'agitation ; le soir même elle tomba dans un as-
soupissement profond, se refroidit, et ne tarda pas à
succomber, 24 heures environ après l'invasion.

On fit dès le principe une application de sangsues sur
le ventre, à laquelle on joignit presqu'immédiatement
l'emploi de l'onguent mercuriel à haute dose.

Autopsie. — L'utérus, à peine revenu sur lui-même,
remplissait toute la cavité du bassin ; il était réduit dans
les deux tiers environ de son corps, et dans la totalité de
son épaisseur, en une pulpe brune qui n'offrait plus de
traces d'organisation, et s'écrasait avec la plus grande facilité sous le doigt. Sa surface interne était couverte d'une
couche épaisse de matières demi-fluides, brunes et très-
fétides. La cavité du péritoine contenait une petite quantité de sérosité sanguinolente ; tous les organes étaient
mous et flasques. Le sang nous parut en grande partie liquide et d'une couleur terne, analogue à du jus de pru-
neaux.

Des matières septiques, absorbées sans doute pendant
l'autopsie, par une excoriation du doigt, donnèrent pres-

qu'immédiatement lieu au développement d'accidens locaux et généraux de nature grave ; et cependant ces pro-
priétés délétères n'étaient point le résultat de la putréfaction ; car la mort ne datait que de dix-huit heures, et le
cadavre n'avait pas encore subi la moindre décomposition.

Quelle est la nature de cette altération ? Est-ce une véritable dégénérescence gangréneuse ? est-ce au contraire
un simple ramollissement analogue à celui qu'on observe
dans d'autres organes, le cerveau, le cœur, l'estomac, etc. ?
Dans tous les cas, l'inflammation peut-elle en être regar-
dée comme la cause ? Telles sont les questions auxquelles
l'étude de cette altération peut donner lieu.

La couleur brune des parties ramollies, l'odeur fétide
qu'elles exhalent, enfin le fait même du ramollissement,
sont évidemment les seules bases sur lesquelles on puisse
fonder l'idée de gangrène. L'existence de ces divers caractères suffit-elle pour justifier cette opinion ? nous n'oserions
l'affirmer. La couleur brune n'est point toujours un effet
constant et surtout immédiat de la gangrène ; elle se montre d'ailleurs dans plusieurs autres altérations tout-à-fait
étrangères à la précédente, dans quelques ramollissemens
de l'estomac, de l'œsophage, etc. ; l'infiltration d'une
certaine quantité de sang dans la trame des tissus suffit
pour la produire, etc.

Le ramollissement témoigne plutôt, suivant nous, contre cette espèce de dégénération, qu'en faveur de son existence. Dans les gangrènes profondes qui affectent l'épaisseur des muscles, et que l'on peut comparer par conséquent à celle qui occuperait l'estomac, les tissus mortifiés
sont bien flasques et comme flétris, mais ils n'offrent pas
cette mollesse qui permet au doigt de les pénétrer. Quant
à l'odeur, nous avons déjà dit qu'elle nous semblait moins
propre aux parties altérées, qu'aux matières putrides qui
séjournent à la surface de l'organe. A ces considérations

on peut encore, ce nous semble , en joindre une autre plus décisive : l'altération qui nous occupe diminue progressivement, et se fond d'une manière insensible ; la gangrène au contraire est toujours limitée et circonscrite. On ne peut en effet admettre de degrés dans la mortification , tandis qu'on en conçoit dans le ramollissement.

Cette altération n'est-elle donc qu'un simple ramollissement? Nous serions tentés de le croire. Mais l'inflammation y joue-t-elle quelque rôle ? Cette opinion est celle de Pfeuffer, de Wenzel ; c'est celle qu'adopte M. Danyau. Le professeur Boër, Jœrg , et la plupart des allemands, suivant M. Luroth , se rangent à l'avis contraire, et chacun cite à l'appui de son sentiment des raisons qui ne sont pas sans valeur ; mais cette discussion nous semble mal posée. La question importante , en effet, n'est pas de savoir s'il y a inflammation ; car il y a aussi inflammation dans la pustule maligne , le charbon , ainsi que l'a très-bien remarqué M. Désormeaux à ce sujet ; le point important, c'est de savoir si l'élément inflammatoire est accessoire et secondaire , ou s'il est essentiel et fondamental : or, il est évident qu'ainsi posée, la question ne saurait être douteuse.

Une inflammation ordinaire , si vive qu'elle soit, offre dans son développement diverses phases successives et régulières , certains symptômes constans et déterminés , qu'on ne retrouve point dans le cas qui nous occupe ; elle ne présente guère dès son début les graves accidens qui accompagnent presque constamment le ramollissement de l'utérus ; enfin, elle ne brise point la vie avec une si terrible rapidité, surtout lorsqu'elle affecte un organe qui n'est point immédiatement nécessaire à l'existence : il me semble évident, d'après cela, que l'inflammation n'est ici qu'un phénomène accessoire, un élément facultatif, une sorte de voile derrière lequel se cache la cause véritablement active.

Maintenant, quelle est cette cause ? c'est là que gît véritablement toute la difficulté de la question. Nous avons bien de fortes raisons pour la rapporter à une altération du sang ; mais il faut avouer cependant que ce n'est qu'une hypothèse que les faits ne justifient point encore suffisamment.

Telles sont les altérations nombreuses que nous avons observées dans la fièvre puerpérale, maladie déjà très-complexe sous le rapport des lésions anatomiques, et qui ne l'est pas moins, comme nous le verrons plus tard, sous celui des symptômes.

Le tableau suivant donnera une idée générale de ces diverses altérations, et des rapports numériques suivant lesquels elles se présentaient les unes par rapport aux autres.

Sur 222 ouvertures de corps faites à la suite de fièvres puerpérales, nous avons observé :

La péritonite chez. . . . . 193 individus.
Les altérations de l'utérus et de ses an-
    nexes chez. 197
Différence en plus pour l'utérus.   4

Les altérations de l'utérus et celles du péritoine se trouvaient diversement combinées dans. . . . . . 165 cas.
Elles existaient isolément dans. 57
Savoir : Pour le péritoine. 28
      Pour l'utérus. 29

Si maintenant nous considérons séparément dans ce tableau chacune des altérations de l'utérus, comme nous l'avons déjà fait dans la description, nous trouvons :

§ I.er *Altérations du corps de l'utérus.*

Métrite simple. 79
Ramollissement superficiel. 29
Ramollissement profond. 20
Inflammation des ovaires 58
    —   avec abcès. 4

                              Total. 190

§ II. *Altérations des vaisseaux.*

Présence de pus dans les veines.   90

— dans les lymphatiques.   32

— et en même temps dans le canal thoracique.   3

Avec inflammation et suppuration des ganglions lombaires inguinaux, etc., etc.   9
____
134

Total des altérations de l'utérus 324.

On voit que ces altérations, considérées isolément, dépassent de beaucoup celles du péritoine : le nombre en
est même plus élevé que celui des autopsies, résultat
qui, au premier abord, peut paraître étrange, mais qui
tient à la combinaison de plusieurs de ces altérations chez
un même individu.

Etudions maintenant les plus importantes de ces combinaisons.

§ Ier *Suppuration des veines.*

La suppuration des veines était accompagnée de
celle de l'utérus. . . . .   32 fois.

De ramollissement ou putrescence.   11

De métrite et de ramollissement réunis.   5

De péritonite indépendamment de toute autre
altération.   34

Enfin, elle était entièrement isolée.   8
____
Total.   90

§ II. *Suppuration des lymphatiques.*

La suppuration des lymphatiques existait con-
curremment avec celle des veines. . . . . . .   20 fois.

Avec celle de l'utérus.   13

Avec ramollissement sans suppuration de cet organe.   6

Avec simple péritonite.   3

Sans aucune autre altération.   2
____
Total.   44

§ III. *Inflammation des ovaires.*

L'inflammation des ovaires était répartie de la manière suivante :

Avec simple péritonite. 29
Avec les diverses altérations de l'utérus. . . . 27
Avec la métrite simple. 8
Le ramollissement. . . . , ... 7
La suppuration des vaisseaux. 12
Avec toutes les altérations précédentes réunies. 16

Total. 62

Il résulte de ce résumé, 1.º que les altérations de l'utérus, prises dans leur ensemble, l'emportent un peu sur celles du péritoine , et qu'elles les dépassent de beaucoup si on les considère isolément; 2.º que ces deux ordres d'altérations se combinent le plus souvent entre eux ; 3.º que chacune d'elles peut manquer tour-à-tour.

Ce tableau nous offre encore ce résultat remarquable , que dans 134 cas, les vaisseaux veineux ou lymphatiques de l'utérus contenaient du pus.

Que ce liquide se soit formé dans les vaisseaux eux-mêmes, qu'il y ait été apporté par absorption , c'est une question tout-à-fait secondaire : ce sont les effets qui importent, et ils sont les mêmes dans tous les cas. Or, s'il est vrai, comme nous l'avons déjà reconnu précédemment, que ces suites soient le plus souvent désastreuses, qu'au danger déjà très-grand de la maladie elles ajoutent le danger plus grand encore de l'infection purulente de toute la masse du sang, qu'on juge si la connaissance de ce nouvel élément, si grave et en même temps si fréquent, n'est pas d'une immense importance dans l'étude de la maladie qui nous occupe , s'il ne doit pas redresser bien des erreurs , expliquer bien des faits , si enfin il ne donne pas une face toute nouvelle aux fièvres puerpérales.

Nous devons remarquer à ce sujet le chiffre très-élevé des altérations du système lymphatique, des ganglions et même du canal thoracique, altérations dont les observateurs les plus modernes, et en particulier M. Dance, n'ont point parlé jusqu'ici.

Si nous nous arrêtons un instant aux différentes combinaisons des altérations de l'utérus entre elles, nous en déduirons aussi quelques considérations importantes.

Les veines contenaient du pus dans 52 cas de suppuration de l'utérus. On pourrait en conclure que la présence de ce liquide au sein des vaisseaux était un résultat de l'absorption. Mais, d'un autre côté, la même altération est constatée dans 11 cas de ramollissement de l'utérus sans suppuration, dans 34 cas de péritonite simple, enfin, chez 8 sujets qui n'offraient pas d'autre altération. Il est difficile de penser que le pus qui se trouvait dans les vaisseaux ait été pris dans le péritoine; d'abord parce qu'on ne voit pas de communication directe entre ces parties; que dans cette hypothèse l'absorption du pus se serait faite aussi par d'autres veines; qu'enfin, l'épanchement produit par l'inflammation du péritoine est le plus souvent séreux, et bien différent du pus contenu dans les vaisseaux de l'utérus.

Il faut donc au moins admettre que, dans plus de la moitié des cas, le pus s'est primitivement formé dans la cavité des veines, et douter pour le reste.

Nous pourrions étendre beaucoup ces considérations, mais nous aimons mieux laisser ce soin à la sagacité des lecteurs. Toutefois, nous ne passerons point outre sans faire ressortir une conséquence qui découle naturellement de ce tableau, c'est que la dénomination de péritonite ou métro-péritonite, comme nous l'avons dit en commençant, bien qu'applicable, jusqu'à un certain point, aux cas particuliers, ne peut l'être de même à l'espèce qui nous occupe, et cela par plusieurs raisons : la première, c'est que chacun des élémens anatomiques dont nous venons d'exposer les caractères peut exister seul, et que, d'un autre côté, ces élémens sont susceptibles de se combiner dans les proportions les plus nombreuses, et dont le terme de métro-péritonite ne donne point une idée exacte, ensorte que tantôt cette dénomination sera trop compréhensive, tantôt, au contraire, trop rétrécie ; la deuxième, c'est qu'elle englobe dans une commune idée des élémens très-différens par leur nature, le ramollissement ; par leurs suites, la phlébite, et qu'elle tend ainsi à tout confondre sous une apparente unité. Troisièmement enfin, c'est qu'elle fait abstraction et de l'élément humoral, que nous avons déjà vu jouer un rôle immense dans la maladie qui nous occupe, et de l'élément nerveux, dont nous aurons occasion plus tard d'établir l'incontestable influence.

Le terme de fièvre ou de maladie puerpérale n'embrasse point, il est vrai, par lui-même toutes ces idées ; mais il ne préjuge rien, il ne précise rien, et par cela même il se prête très-bien à toutes les formes de la maladie qui nous occupe ; on doit donc le conserver comme l'expression la plus générale de cette maladie, sauf à désigner chacun des cas particuliers, soit par les diverses dénominations de péritonite, métro-péritonite, phlébite utérine, soit par certains caractères tirés de la cause, comme nous l'exposerons plus tard.

Pour compléter l'histoire des altérations que nous avons observées à la suite des fièvres puerpérales, il nous reste encore à parler de celles qui ne sont que secondaires, accidentelles. Nous nous bornerons à en donner le tableau suivant.

Sur 222 autopsies, nous avons trouvé :

§ Ier *Poitrine.*

(a) *Altérations de la plèvre.*

Savoir : Pleurésie le plus souvent circonscrite. . 29
       Epanchement de sang. 6
       —   de sérosité. 8

                        Total. 43

(b) *Altérations du poumon.*

Savoir : Pneumonie le plus souvent circonscrite. . 10
       Abcès du poumon. 8
       Tubercules. 4
       Gangrène. 3
       Apoplexie. 2

                        Total. 27

(c) *Altérations du cœur.*
       Dilatation. 4
       Hypertrophie. 3
       Péricardite. 1
       Hydropéricarde. 6

                   Total. . . . 14

§. II. *Abdomen.*

(a) Altérations du tube digestif.
       Ramollissement de l'estomac. 8
       Perforation. 3
       Ulcérations. 5
       Gastro-entérite. 1
       Entérite. 4
       Entéro-colite. 1

                   Total. . . 22

(b) Abcès du foie. 3
       — du pancréas. 2

§. III. *Altérations des muscles et des articulations.*

(*a*) Abcès dans un grand nombre de muscles. . 14

    Infiltrations sanguines. 3

(*b*) Abcès des articulations.

    pubienne. 2

    cubito-humérale. 2

    fémoro-tibiale 6

                         Total. . . 21

§. IV. *Altérations du tissu cellulaire.*

    Suppuration du tissu cellulaire.

      — du bassin. 6

    Infiltration sanguine. 2

                         Total. . . 8

A ces différentes lésions s'en joignaient fréquemment d'autres , moins susceptibles d'une rigoureuse précision.

Ainsi dans un grand nombre de cas nous trouvions tous les organes gorgés de sang , les poumons , le foie , le cœur, le cerveau etc. ; ou bien ils étaient ramollis , flasques et comme flétris. Des produits gazeux distendaient le plus souvent le tube digestif. La membrane muqueuse, presque constamment saine et d'une blancheur parfaite , était recouverte tantôt d'une énorme quantité de bile mêlée de mucosités , tantôt de matières brunes épaisses , fétides.

La vessie offrait de fréquentes traces d'inflammation ; le périnée des déchirures et des escarrhes superficielles ou profondes , qu'on observait aussi dans d'autres points. Le sang était tantôt riche , coagulé, d'une belle coloration rouge ; tantôt liquide , d'une teinte rosâtre , ou d'un aspect terne très-remarquable. Quant au cerveau , il ne nous a jamais présenté d'autre lésion que l'injection ou la mollesse qu'on retrouvait aussi dans les autres organes.

II.ᵉ PARTIE. — *Des Symptômes.*

L'étude que nous venons de faire des altérations organiques nous a déjà nécessairement fait connaître une partie des symptômes qui correspondent à ces altérations : mais nous sommes bien loin d'avoir épuisé tout ce que ce sujet offre d'important à connaître; aussi devons-nous y consacrer un chapitre spécial.

Les fièvres puerpérales que nous avons observées, considérées sous le rapport des symptômes, se présentaient avec des caractères très-différens, comme on peut déjà le pressentir par ce qui précède : ces caractères peuvent se rapporter à trois formes principales, une forme *inflammatoire*, une forme *typhoïde*, et *une forme anomale ou ataxique*, et qui correspondent aux diverses lésions des *solides*, des *liquides* et de *l'innervation*; distinctions, non point arbitraires, non point théoriques et *a priori*, mais basées comme nous allons le voir, et sur l'appréciation des divers troubles fonctionnels et sur les données de l'anatomie pathologique.

Chapitre Iᵉʳ. — De la Forme inflammatoire. — La forme inflammatoire offrait deux variétés principales : elle était tantôt franche, durable, tantôt, au contraire, éphémère et transitoire.

De ce deux variétés, la première se liait ordinairement à l'inflammation simple du péritoine, ou de l'utérus, et parmi les altérations secondaires que nous avons énumérées, l'engorgement sanguin de tous les viscères, la pleurésie, la pneumonie, l'apoplexie pulmonaire, l'hypertrophie du cœur, l'hydrothorax et l'hydropéricarde étaient celles qui s'y adjoignaient le plus souvent.

La seconde, plus fréquente, apparaissait au début de la plupart des cas où nous trouvions du pus dans les vais-

seaux et quelquefois dans la première période du ramollissement.

Elle persistait ordinairement pendant plusieurs jours ,
puis elle disparaissait brusquement pour faire place à un
autre ordre de symptômes dont nous parlerons plus tard.
Souvent elle était si fugitive , qu'à peine si la durée de
son existence s'étendait au-delà d'une journée et même
de quelques heures.

En jetant un coup-d'œil sur le tableau qui précède, on
peut se faire une idée jusqu'à un certain point exacte de
la fréquence de ces deux genres si différens d'une même
affection. Si en effet on défalque de la somme totale les
152 cas dans lesquels nous avons trouvé du pus dans les
vaisseaux, et les 49 faits de ramollissement , on arrivera
en dernière analyse à un excédent de 39 observations ,
qui comprend tous les cas d'inflammation simple du péritoine et de l'utérus, et qui peut être regardé comme l'expression numérique fidèle des fièvres puerpérales franchement
inflammatoires. Quant à la forme inflammatoire éphémère ,
nous n'avons point les données nécessaires pour lui assigner rigoureusement la place qu'elle doit occuper dans
les 183 faits restans. Tout ce que nous pouvons dire , c'est
qu'elle est extrêmement fréquente , et qu'elle l'emporte
de beaucoup sur la première. Il est facile de sentir qu'à
ces différentes formes de la maladie doit être appliqué un
traitement différent , et qu'ainsi l'observation de ces faits
touche de très-près l'intérêt de la thérapeutique. Nous
aurons bientôt occasion de voir avec quelle habileté
M. Desormeaux en tirait parti pour le traitement.

Les fièvres puerpérales inflammatoires offrent deux périodes bien caractérisées, l'une de congestion sanguine ,
l'autre de suppuration.

La première période s'annonçait ordinairement du deuxième au troisième jour des couches par des frissons et

une douleur tantôt bornée à une partie de l'abdomen , l'hypogastre , les fosses iliaques , tantôt étendue à tous les points de cette région : à ces premiers symptômes se joignaient bientôt là diminution ou la suppression des lochies , l'affaissement des seins, des nausées, des vomissemens, une chaleur générale , un pouls dur , fréquent.

La face rougissait et pâlissait tour à tour ; les yeux étaient brillans, injectés , la tête pesante, douloureuse ; la langue sèche et rouge ou revêtue d'une couche muqueuse , la soif vive, quelquefois inextinguible, et que la continuité des vomissemens empêchait souvent de satisfaire.

Il se formait presque toujours des congestions sanguines , secondaires , et suivant que ces congestions sanguines se portaient vers le cerveau , les poumons, la peau , le tube digestif , le foie , on observait une certaine exaltation dans les idées voisine du délire , de la dyspnée avec affaiblissement du bruit respiratoire, de sueurs abondantes , d'énormes sécrétions de mucosités et de bile.

Quelquefois ces congestions sanguines se faisaient par une sorte de raptus, et l'apoplexie du poumon , du foie, l'épanchement de sang dans la plèvre , le péricarde , en étaient la suite. La plupart de ces actes secondaires ajoutaient beaucoup à la gravité de la maladie ; mais il n'en était pas toujours ainsi des sueurs et surtout des évacuations alvines : on voyait fréquemment la suspension de ces évacuations , exaspérer les douleurs , et une amélioration remarquable accompagner leur retour. C'est un fait qui n'a point échappé aux observateurs anciens et en particulier à Van-Swiéten ; aussi loin de chercher à arrêter ces diarrhées, c'est à les provoquer que M. Desormeaux mettait souvent son étude et ses soins. De telles évacuations en effet ne sont-elles pas pour l'économie en général une cause d'affaiblissement rapide , et pour les vaisseaux de l'abdomen en particulier un moyen de dégorgement puis-

sant, qui concourt au moins aussi efficacement à la solution de la maladie, que la diète et les évacuations sanguines provoquées par nos moyens artificiels; c'est en cela que
ces évacuations nous semblent des phénomènes évidemment critiques.

La durée de cette première période est tellement variable qu'à peine si on peut lui assigner quelques limites;
mais ces différences dépendent moins des idiosyncrasies
et des prédispositions individuelles que de la constitution
atmosphérique. Dans les affections sporadiques en effet,
on remarquait encore une certaine régularité; mais dans
le cours des épidémies, on n'observait plus rien de fixe
ni de précis. — Le passage de la première période à la
seconde était souvent accompagné d'un amendement passager et de nouveaux frissons de courte durée, et c'est
sans doute cette circonstance qui a porté quelques médecins à ranger la maladie qui nous occupe parmi les fièvres rémittentes.

Lorsque l'épanchement et la suppuration étaient formées,
quelquefois les douleurs diminuaient ou bien elles devenaient sourdes et profondes; mais souvent aussi elles con-
servaient toute leur acuité et même en acquéraient une
nouvelle. En même temps, il se développait dans le tube
digestif une grande quantité de produits gazeux qui distendaient énormément les parois abdominales, refoulaient
le diaphrgme, et ajoutaient singulièrement à la dyspnée
qui existait déjà : il n'était point rare de voir dans cette
période une sanie fétide s'écouler par le vagin et un liquide entièrement purulent se former dans les mamelles.

Aux congestions sanguines observées dans la première
période succédaient fréquemment de véritables phlegmasies, particulièrement de la plèvre, des poumons, et les
évacuations bilieuses devenaient quelquefois si abondantes
qu'on ne pouvait plus les regarder que comme de véritables

et graves complications. Du reste , tantôt on voyait l'agitation , la chaleur persister jusqu'à la fin , le pouls conserver sa fréquence et sa dureté, les forces se soutenir et les malades succomber en pleine connaissance ; tantôt au contraire on observait une sorte d'oppression de toutes les fonctions , une véritable asphyxie , et une mort pénible à la suite d'une longue agonie. Lorsque la maladie devait se terminer heureusement , il survenait le plus souvent des sueurs très-abondantes, phénomene noté du reste par presque tous les observateurs et en particulier par Hoffmann (*Medicina ration.* , tom. IV, pag. 3·17,) Leake (*Child. bed. Fever*, pag. 56), Doublet , qui ont vu quelquefois ces sueurs persister pendant 24, 56 et même 75 heures.

Presque toujours aussi la diarrhée se manifestait alors , lorsqu'elle n'existait point dans le principe.

Ces divers mouvemens organiques contribuent sans doute dans beaucoup de cas à la solution de la maladie, mais souvent aussi ils n'étaient que le résultat de l'espèce d'expansion qui la suivait.

Il est presqu'inutile de dire , que dans la première période de la maladie , les guérisons étaient plus nombreuses et plus rapides ; dans la seconde , au contraire, plus rares et plus difficiles.

Chapitre II. — De la forme typhoïde. —La forme typhoïde était sans contredit la plus fréquente de celles que nous ayons rencontrées ; on l'observait dans presque tous les cas de ramollissement de l'utérus , et dans ceux de suppuration veineuse ou lymphatique , et cela , nous le repétons, soit que le pus se fût formé primitivement dans les vaisseaux , soit qu'il n'y eût été apporté que par absorption.

Elle était presque constamment précédée de cette forme inflammatoire éphémère dont nous avons déjà parlé, qui dans le principe se confondait quelquefois avec la pre-

mière espèce; mais qui en différait aussi le plus souvent
par une marche moins franche, une allure moins décidée,
une acuité moins prononcée , et toujours par son caractère fugitif et transitoire.

Peut-être objectera-t-on que si la fièvre puerpérale typhoïde est le plus souvent le résultat d'une inflammation
locale , il est peu rationel d'en faire un genre à part.
A cela nous répondrons que , dans la plupart des cas , c'est
effectivement un effet secondaire, mais *un effet* qui devient lui-même *cause*, et *cause* si puissante , qu'il donne
à la maladie une face toute nouvelle, change entièrement
sa nature, et crée, par conséquent, des indications thérapeutiques spéciales : il est donc indispensable , pour ne
pas tomber dans la plus monstrueuse confusion , comme
la plupart des auteurs qui ont écrit sur la maladie qui
nous occupe , de considérer séparément , et en lui-même ,
cet important élément.

Déjà les observations rapportées en détail dans la première partie de ce travail, ont pu donner une idée de la
nature et de la marche des symptômes propres à la forme
morbide qui nous occupe : aussi nous bornerons-nous ici
à résumer succinctement dans un seul tableau les différens
traits épars dans ces observations.

Les causes éloignées de la fièvre puerpérale typhoïde
pouvaient se rapporter presque constamment à la suppuration des veines ou des vaisseaux lymphatiques de l'utérus et au ramollissement de cet organe : la cause prochaine à une altération du sang , tantôt inconnue dans sa
nature , et non susceptible de démonstration , comme
dans le ramollissement ; tantôt, au contraire , évidente ,
palpable , comme dans la suppuration des vaisseaux.

Autour de ces altérations primitives s'en grouppaient
ordinairement de nouvelles , suite rigoureuse et conséquence immédiate des premières : les abcès du poumon ,

du foie, du pancréas, des muscles, des articulations, les pleurésies et les pneumonies circonscrites, la gangrène du poumon, la désorganisation et la perforation de l'estomac, la flaccidité des tissus, et souvent le ramollissement de tous les organes, la fluidité, le changement d'aspect du sang, etc.

Parmi les symptômes, les uns étaient le résultat immédiat de l'absorption purulente ; les autres, au contraire, l'effet secondaire des diverses altérations organiques consécutives à l'infection du sang.

Dès le début, un certain air de langueur et d'abattement avec ou sans diminution des douleurs abdominales, qui ne trompait guère l'œil exercé de M. Desormeaux.

Plus tard, le trouble des sens et des facultés intellectuelles, la teinte jaunâtre, quelquefois violacée de la face, un regard languissant, un œil terne et sec, des bourdonnemens d'oreille, des réponses lentes, un délire tranquille, sombre; de la stupeur, de la prostration, plus rarement de l'agitation et des cris.

A ces symptômes se joignaient constamment beaucoup de fréquence, de petitesse et d'irrégularité dans le pouls, de la dyspnée, du météorisme, des escarrhes, des sueurs visqueuses, un écoulement sanieux par le vagin; des évacuations alvines involontaires brunes, fétides, très-abondantes, et bien différentes de celles que nous avons observées dans la forme inflammatoire. La réunion de tous ces symptômes ne se rencontrait point chez chaque individu; elle ne s'observait que chez quelques-uns d'entre eux, et dans les cas les plus graves; mais toujours au moins existaient quelques-uns des traits essentiels de ce tableau, comme on a déjà pu s'en convaincre précédemment.

Au milieu de ce profond désordre des fonctions, les altérations secondaires des solides restaient quelquefois

inaperçues ; le développement en était ordinairement très-
rapide ; les symptômes obscurs , insidieux, souvent nuls ,
ou tout au moins tellement confondus avec ceux de la maladie principale , qu'ils échappaient nécessairement à l'attention la plus scrupuleuse.

Au nombre des altérations le plus complètement la-
tentes , il faut placer surtout celles du foie , du pancréas ,
des articulations , certains cas de pneumonie et de pleurésie très-limitées ; d'autres , comme la gangrène du poumon (*Obs.* VII.ᵉ) , la désorganisation et la perforation de
l'estomac (*Obs.* VI.ᵉ, XIV.ᵉ) , donnaient quelquefois lieu
à des symptômes qui permettaient d'en soupçonner l'existence pendant la vie , mais jamais d'en saisir le début et
d'en suivre la marche. Il n'en était pas de même des abcès des muscles , insidieux pourtant et susceptibles de
tromper facilement un observateur superficiel , mais qui
n'échappaient jamais à l'attention si éclairée et si con-
sciencieuse que M. Desormeaux apporte dans l'examen
de ses malades.

Nous nous sommes déjà assez étendus sur les caractères
de ces abcès pour n'y point revenir ici : toutefois , nous
devons ajouter que dans les cas où la maladie se terminait
heureusement , on voyait quelquefois la matière de ces
abcès se résorber graduellement sans laisser aucune trace
de son existence , ou bien elle se portait peu-à-peu vers
la peau , et l'évacuation en devenait nécessaire.

Si l'abcès était peu étendu , les parties revenaient facilement sur elles-mêmes : mais dans le cas contraire , il
s'ensuivait quelquefois des clapiers étendus , des dénu-
dations profondes , et un nouveau péril très-grave pour
les malades.

Chapitre III. — *Forme anomale ou ataxique.* — Aux
formes précédentes , qui comprenaient la plupart des faits ,
s'en joignait une autre que nous appellerons *anomale*

ou ataxique, et qui ne s'observait guère que dans le cours des épidémies.

Une grande irrégularité dans la marche des symptômes ; de l'agitation, du délire et de l'abattement tour-à-tour ; des syncopes, des accès de suffocation, des troubles passagers de la circulation et de la calorification ; souvent, avec cela, les signes d'une inflammation très-intense du péritoine ou de l'utérus ; et à l'autopsie, des altérations à peine appréciables, nullement en rapport avec la gravité des symptômes, et incapables d'expliquer la mort. Tels sont les caractères remarquables de cette forme morbide, véritablement ataxique dans le sens primitif et rigoureux de cette expression, et dont nous croyons indispensable de donner une idée plus exacte et plus précise par l'exposition de quelques faits particuliers.

Premier Fait. — Fièvre puerpérale, avec symptômes ataxiques survenus dès le début. — Bartholo...., âgée de 21 ans, d'une bonne constitution, accoucha naturellement, le 29 août, au terme d'une grossesse heureuse : le second jour des couchés, elle éprouva des frissons prolongés qui furent suivis d'une sueur abondante et de quelques douleurs abdominales : le soir même elle eut beaucoup d'agitation et un violent délire qui se prolongea fort avant dans la nuit : le matin, nous la trouvâmes calme et un peu abattue : l'abdomen était sensible à la pression ; les selles liquides et d'une fréquence extrême ; les mamelles vides et flasques ; le pouls petit et fréquent ; les lochies continuaient d'ailleurs à couler. Le quatre, elle eut une syncope et plusieurs vomissemens bilieux ; le ventre se météorisa ; les douleurs se dissipèrent. Le soir, il survint un violent accès de dyspnée qui fit place à une prostration profonde. Le cinq, les douleurs abdominales reparurent, et avec elles, l'agitation et le délire ; en même temps la diarrhée se supprima.

Le six, elle éprouva des sueurs froides avec respiration précipitée et irrégularité du pouls , et eut encore des vomissemens et des évacuations alvines involontaires.

Le lendemain , elle se refroidit et mourut après une courte agonie.—Deux applications de 5o sangsues chacune dès le principe , plus tard des frictions mercurielles , à la dose de deux onces chaque jour , et quelques doses de calomélas , furent les divers moyens employés par M. Désormeaux.

Autopsie 24 heures après la mort. — Le péritoine offrait une petite quantité de sérosité limpide et une légère injection exactement bornée aux environs de la matrice : deux ou trois des veines utérines contenaient une sérosité légèrement trouble qui nous parut être le rudiment du pus.

Du reste, nous trouvâmes cet organe en partie revenu sur lui-même et tout-à-fait sain : la membrane muqueuse gastro-intestinale parfaitement blanche dans toute son étendue : les poumons engoués, mais crépitans : le cœur à demi rempli d'un sang brun. Le cerveau ferme, consistant et un peu injecté ; tous les autres organes dans l'état naturel.

II.º *Fait.* — *Fièvre puerpérale avec symptômes ataxiques consécutifs aux accidens inflammatoires, marche aiguë.* — Lina Hof...., âgée de 22 ans, faible, nerveuse, avorta au premier mois d'une grossesse pénible et laborieuse : des douleurs dans les lombes et à l'hypogastre, des frissons suivirent presqu'immédiatement la délivrance : le soir, elles s'exaspérèrent et furent accompagnées de vomissemens bilieux très-abondans.

Le deuxième jour, la malade s'affaissa tout d'un coup et tomba dans un délire taciturne : la pression du ventre semblait douloureuse et déterminait quelques grimaces ; le cours des lochies n'avait subi d'ailleurs aucune interruption. Pendant le jour elle demeura plongée dans un coma profond ; le soir, au contraire, elle s'agita, essaya, à plusieurs reprises, de se lever, éprouva de nouveaux vomissemens, puis finit par retomber dans son premier état d'affaissement.

Le trois, elle recouvra la connaissance et articula à grande peine quelques plaintes vagues et confuses ; mais elle avait déjà l'œil terne, les extrémités froides, le pouls irrégulier, presqu'imperceptible ; elle ne tarda pas à succomber.

Les premiers accidens inflammatoires furent combattus, dès leur apparition, par l'administration de l'ipécacuanha, et le soir même, par l'application de 40 sangsues sur l'abdomen ; plus tard, on eut recours aux frictions mercurielles à haute dose, aux vésicatoires, aux sinapismes.

Autopsie 30 heures après la mort. — Le péritoine contenait environ deux verres d'un liquide rosé et offrait un peu d'injection ; la face interne de la matrice était recouverte d'un sang vermeil, et parfaitement saine : seulement on observait vers le col une légère couche de pus concret : une lymphe demi-transparente remplissait quelques-unes des veines utérines ; les autres pour la plupart furent trouvées vides. Le cerveau, examiné avec grand soin, n'offrit rien de particulier, non plus que les autres organes.

III.ᵉ *Fait.* — *Fièvre puerpérale avec accidens ataxiques faibles et prolongés, et alternatives de symptômes inflammatoires.* — Virginie Car... âgée de 21 ans, nerveuse et d'une faible constitution, accoucha heureusement au huitième mois de la grossesse, et n'éprouva d'abord rien de particulier ; mais le quatrième jour elle eut un frisson et une syncope prolongée ; le soir même et le lendemain elle éprouva de vives douleurs abdominales, accompagnées de diarrhée et de fièvre que l'on combattit successivement par deux applications de 5o sangsues chacune.

Le six , elle n'offrit rien de remarquable qu'un accès de dyspnée qui céda à une nouvelle application de 3o sangsues sur le côté. Le sept elle ne souffrit point : la diarrhée cessa. Le huit elle eut une nouvelle syncope et quelques douleurs abdominales. Le neuf un second accès de dyspnée très-intense qui nécessita l'application d'un large vésicatoire sur la poitrine. Le dix au matin elle se trouva très-bien , mais le soir il survint du délire , et le lendemain un état carotique qui fut bientôt suivi de la mort.

Les lochies coulèrent pendant tout le cours de la maladie , d'abord sanguines , puis séreuses et en quantité médiocre.

A l'autopsie , nous trouvâmes le péritoine légèrement injecté, et contenant environ une livre de sérosité rosée ; l'utérus volumineux ; son tissu blanc et ferme ; ses veines demi-remplies d'un sang fluide : ses vaisseaux lymphatiques dans l'état naturel ; sa surface interne enduite d'une couche de sang brun fétide , mais d'ailleurs saine ; le col échymosé et recouvert d'une exsudation mince grisâtre. Du reste, le poumon, le cœur, le cerveau, et en général tous les organes n'offraient pas la moindre trace d'altération.

Les faits précédens sont suffisans pour donner une idée de la forme morbide qui nous occupe : aussi n'en rapporterons-nous point d'autres. Si donc jettant maintenant un coup-d'œil général sur ces observations , nous cherchons à résumer les diverses altérations qu'elles présentent , il nous sera facile de voir qu'elles sont très-peu nombreuses, et qu'elles n'ont par elles-mêmes qu'une médiocre importance.

C'est, en effet, pour l'utérus, une légère exsudation

limitée aux environs du col de cet organe, un peu de lymphe épanchée dans quelques-unes de ses veines, indices d'une phlogose très-bornée et d'ailleurs à son début.

C'est, pour le péritoine, un épanchement très-médiocre de sérosité rosée et un commencement d'injection qui annoncent, il est vrai, une fluxion sanguine vers ce point, mais qui ne suffisent point encore pour caractériser une inflammation franche et bien décidée.

Veut-on maintenant rapprocher de ces altérations les divers symptômes observés pendant la vie, alors la difficulté commence. De telles lésions, en effet, peuvent bien, jusqu'à un certain point, expliquer les douleurs, les vomissemens, la fièvre, qui se sont montrés chez nos malades, encore qu'on voie ordinairement ces symptômes correspondre à des altérations bien plus étendues, bien plus profondes ; mais l'agitation, le délire, et tour-à-tour l'affaissement et la prostration ; mais les syncopes, les sueurs froides ; mais la dyspnée, la fréquence, la petitesse du pouls, et avec tout cela l'irrégularité des paroxysmes et la marche désordonnée de la maladie : à quelles altérations organiques peut-on les rapporter ? Quelle en est la nature et le point de départ ? Questions délicates et épineuses s'il en fut jamais, et que nous n'abordons qu'avec crainte.

D'abord, il est facile de voir que ces symptômes sont du nombre de ceux que les anciens appelaient ataxiques, et ils les nommaient bien, symptômatiquement parlant, car le désordre, l'irrégularité, en sont l'attribut distinctif, et dans l'ignorance où ils étaient du point de départ, que pouvaient-ils faire de mieux que de les désigner par un de leurs caractères les plus remarquables ? Mais aujourd'hui que les progrès de la médecine lui ont permis de s'élever de l'observation des symptômes à laquelle les anciens étaient en grande partie attachés, à l'étude des diverses altérations organiques qui leur correspondent; aujourd'hui que nous ne pouvons plus concevoir l'existence des uns sans admettre celle des autres, l'expression des symptômes *ataxiques*, ou le terme abstrait d'ataxie qui les comprend tous, ne doivent plus seulement représenter pour nous une espèce particulière de troubles fonctionnels, mais elle doit encore entraîner l'idée d'un mode d'altération organique qui les produit.

Quel est l'organe altéré? La question ne saurait être un instant douteuse. Ces symptômes en général et ceux que nous venons d'observer en particulier, ne peuvent émaner que du système nerveux. Mais quel est le mode d'altération de ce système? Ici naît la difficulté; nous pouvons dire ce qu'il n'est pas, mais non ce qu'il est. Nous pouvons affirmer que ce n'est point toujours une lésion du genre de celles que nous appelons *irritation*, *inflammation*, qui laissent après la mort des traces appréciables de leur existence, et que, par conséquent, quoi qu'on en ait dit, le terme d'ataxie n'est point synonyme de cérébrite, d'encéphalite, comme les observations précédentes en font foi.

Mais dire quelle est cette altération dont nous voyons les effets, et dont nous concevons ainsi l'existence nécessaire, c'est ce qu'il est impossible de faire dans l'état actuel de la science, pas plus, du reste, qu'on ne l'a pu jusqu'ici pour vingt autres maladies propres au système qui nous occupe, la folie, l'épilepsie, la chorée.

L'expression d'ataxie, en tant que représentant non plus seulement une espèce particulière de troubles fonctionnels, mais encore un mode d'altération cérébrale, peut donc être conservée sans inconvénient; nous disons plus, elle doit l'être tant que nous n'aurons pas déterminé le genre de lésion du cerveau qui lui correspond : jusque-là, ne connaissant point l'essence de la maladie, nous ne pourrions que substituer vainement un mot à un autre, sans éclairer la question davantage.

Ceci bien déterminé, et nos idées une fois bien précisées sur ce point, examinons quels rapports existent entre l'ataxie et la maladie puerpérale, ou en d'autres termes, recherchons si la lésion du système nerveux est le résultat de l'altération du péritoine ou de l'utérus que nous avons avons observée; si au contraire c'est l'inverse, et dans tous les cas par quelle influence l'une peut produire l'autre.

La première question ne me semble pas douteuse; et en effet, pour peu qu'on se reporte aux faits précédens, on reconnaîtra que les symptômes propres aux altérations du péritoine et de l'utérus, ont constamment précédé les accidens ataxiques, et qu'ainsi on peut, jusqu'à un certain point, regarder les premiers comme la cause des seconds; mais, d'un autre côté, il nous semble très-probable que le trouble de l'innervation a perverti la marche de la maladie primitive, et en a enchaîné le développement; autrement on ne voit pas comment les altérations eussent été si bornées et en quelque sorte si rudimentaires, surtout dans la première et la troisième observations, où la mort n'est survenue qu'au sixième et au septième jour.

Seconde question. Comment le développement des accidens ataxiques se lie-t-il à l'existence de la péritonite ou de la métrite : nous pourrions chercher à expliquer ce fait par l'influence sympathique du péritoine et de l'utérus sur le cerveau; nous pourrions invoquer à l'appui de cette opinion ce fait d'ailleurs vrai, c'est que la grossese et l'accouchement aiguisent singulièrement la sensibilité, augmentent beaucoup l'impressionabilité du cerveau, et disposent ainsi cet organe aux maladies.

Mais si on nous objectait que le mot *sympathie* n'exprime que le fait de la co-existence de deux altérations,

sans l'expliquer en aucune façon, que c'est par conséquent un terme abusif, que mieux vaut cent fois rester
dans l'ignorance, que de se payer de mots vides de sens,
auxquels l'esprit finit par s'attacher en leur prêtant un
corps qu'ils n'ont point par eux-mêmes, nous ne voyons
pas trop ce que nous aurions à répondre. Il est donc bien
plus sage de nous borner à constater le fait en question,
sans chercher à en donner des explications que ne comporte point l'état actuel de nos connaissances.

Il nous reste, pour terminer ce que nous avons à dire
sur la forme morbide qui nous occupe, à prévenir une
objection qui pourrait nous être adressée : si l'ataxie,
dira-t-on, n'est qu'un résultat de l'inflammation du péritoine ou de l'utérus, on ne doit point la considérer à part,
pas plus que le vomissement et la diarrhée qui accompagnent souvent ces affections. L'objection n'est que spé-
cieuse. Car bien que la lésion du système nerveux nous
paraisse consécutive, ce n'est pas moins une affection
nouvelle qui, comme nous l'avons déjà remarqué pour la
forme typhoïde, absorbe en quelque sorte la première, en-
gendre des symptômes particuliers, un danger spécial,
qui tue enfin par elle-même, bien avant que les altérations primitives aient pu le faire, comme le prouvent les
observations précédentes : or, nous le demandons, ces
caractères ne suffisent-ils pas pour distinguer cette espèce
des précédentes, et en faire un genre tout spécial.

Nous avons exposé les trois formes sous lesquelles se
sont présentées les fièvres puerpérales que nous avons observées ; nous en donnons plus bas un tableau synoptique
qui les réunit toutes sous un même point de vue, et les
classe selon leurs variétés. Nous sommes loin de prétendre
toutefois que la fièvre puerpérale doive se montrer constamment sous ces formes, et ne puisse en affecter d'autres.

Nous l'avons dit en commençant, nous ne sommes point de ceux qui croient pouvoir formuler la science d'après l'observation d'un jour; nous croyons, au contraire, qu'aux diverses époques correspondent souvent des formes morbides très-différentes, et qu'il faut par conséquent de longues années d'observation pour les embrasser toutes. C'est une conviction que nous ont donnée nos propres études, quelque bornées qu'elles soient, conviction qui est encore fortifiée par l'autorité de M. Désormeaux, et à laquelle l'histoire du passé ne prête pas un médiocre appui.

Tableau des différentes formes de fièvres puerpérales précédemment décrites.

Fièvre ou maladie puerpérale.	Forme inflammatoire ou par phlegmasie simple de divers organes.	Le péritoine, l'utérus et ses annexes.
	Forme typhoïde ou par altération du sang.	*Consécutive* à la suppuration des vaisseaux. Concomitante de la putrescence, ou du ramollissement.
	Forme ataxique ou par lésion de l'innervation.	

III.ᵉ PARTIE. — *Du Traitement.*

Pour peu qu'on réfléchisse un instant aux nombreuses variétés de forme de la fièvre puerpérale , on concevra facilement qu'on ne peut, en aucune façon, lui assigner un traitement exclusif.

Et cependant , écoutez la plupart des observateurs : chacun d'eux a une méthode qu'il croit la seule bonne : l'un adopte la saignée générale , l'autre s'en tient à la saignée locale ; celui-ci vante exclusivement l'emploi des mercuriaux, celui-là les proscrit absolument. Les vomitifs , les purgatifs trouvent également , ou d'ardens fauteurs , ou des adversaires déclarés. Veut-on savoir sur quelles bases se fondent ces opinions si opposées et en même temps si exclusives ? C'est souvent sur une idée systématique qui , en faveur aujourd'hui , sera oubliée demain , et plus souvent encore sur une observation rétrécie et incomplète.

On base une méthode de traitement exclusive sur quelques faits isolés , on vante d'une manière absolue des moyens thérapeutiques dont l'utilité n'était que relative à telle forme morbide, à telle période de la maladie, à telle saison, télle constitution atmosphérique. Cependant le remède se répand : on expérimente ; mais les conditions de succès qui avaient présidé à son premier emploi ont disparu , partout on en constate l'infidélité, on l'abandonne avec la même précipitation qu'on a mise à l'adopter, et on proscrit souvent ainsi en dernier ressort des moyens qui , plus tard , étaient réservés à de nouveaux et brillans succès : telle est l'histoire de l'ipécacuanha , telle est celle de vingt autres remèdes qui , après avoir eu cours un certain temps , se déprécient par l'abus qu'on en fait , et tombent dans un oubli qu'ils ne méritaient point.

Également éloigné, et de ces vues systématiques qui

dénaturent les choses, et de cet esprit d'observation étroit et mesquin qui ne s'attache qu'à une de leurs faces, M. *Désormeaux* a conçu d'une manière plus sage et plus élevée le traitement de la maladie qui nous occupe. Les diverses méthodes thérapeutiques dont nous venons de parler n'ont point pour lui de valeur constante et absolue; elles n'ont qu'une utilité relative et subordonnée, d'une part aux diverses formes de la maladie, et de l'autre aux différentes constitutions atmosphériques qui l'influencent sensiblement, sans en modifier souvent la physionomie. Aussi est-il faux, selon lui, d'affirmer d'une manière ab- solue et indéterminée que telle médication guérit cette maladie; on doit se borner à dire, dans l'état actuel de la science, quels remèdes ont réussi à telle époque et dans tel cas bien défini, quels autres, au contraire, ont échoué, jus- qu'à ce que des observations nombreuses, recueillies à di- verses époques et dans des circonstances différentes, puis- sent offrir une base solide à une systématisation aujour- d'hui impossible.

Nous avions besoin d'exposer ces idées, afin de bien faire comprendre dans quel esprit a été conçu le traite- ment dont nous nous proposons de tracer l'histoire.

Les saignées générales et locales, les préparations mer- curielles, les vomitifs en première ligne, et secondaire- ment les laxatifs, les opiacés, les bains, les cataplasmes, les vésicatoires, les sinapismes, le quinquina, tels sont les différens moyens dont nous devons succinctement ex- poser les effets.

Chapitre premier. — *De la saignée générale.* — Les auteurs qui ont écrit sur la fièvre puerpérale sont singu- lièrement partagés sur les avantages ou les inconvéniens de la saignée : c'est qu'en effet, comme nous allons le voir, ce moyen peut être ou souverainement utile, ou souverainement nuisible, suivant l'époque où on l'emploie, et surtout suivant l'espèce morbide à laquelle ou l'applique.

C'est presque exclusivement dans la forme inflammatoire franche, dont nous avons précédemment exposé les caractères, que M. *Désormeaux* avait recours à la sai_ gnée.

C'est aussi dans ces cas, qui n'étaient pas à beaucoup près les plus communs, qu'il en retirait des avantages incontestables. Employée dès le début, avec hardiesse, et répétée plusieurs fois dans les vingt-quatre heures, elle faisait quelquefois avorter la maladie, ou bien elle produisait une amélioration notable et aidait beaucoup à la solution; mais le plus souvent elle se bornait à calmer les symptômes généraux, sans agir sensiblement sur la phlegmasie locale, qu'il devenait nécessaire de combattre par d'autres moyens,

La saignée était rarement utile dans la seconde période; cependant on pouvait encore en attendre quelque succès, lorsqu'à la suppuration et à l'épanchement survivait une vive réaction générale, que le pouls était dur, fréquent, la chaleur élevée, la face rouge, l'œil animée : alors, en effet, on devait craindre l'apparition de quelque phlegmasie secondaire, particulièrement la pleurésie, la pneumonie, et la saignée était alors le moyen le plus propre à en prévenir le développement.

Mais tous les cas étaient loin d'être aussi simples que les précédens.

On voyait quelquefois un état de pléthore générale se masquer sous la trompeuse apparence de la faiblesse et de la prostration; la face était pâle, le pouls petit, la chaleur médiocre; tout concourait à l'erreur : dans ces cas difficiles, l'exploration du cœur et des poumons fournissait quelquefois des signes précieux; si les contractions étaient tumultueuses, le bruit sourd, l'impulsion forte;

si le murmure respiratoire était faible et comme étouffé, sans aucune autre modification, M. Désormeaux avait recours à une saignée explorative, et, suivant l'effet qui en résultait, suivant l'état du sang tiré de la veine, il abandonnait ce moyen ou l'employait de nouveau.

La saignée trouvait quelquefois encore une utile application dans la courte période de phlogose qui précédait ordinairement le développement des accidens typhoïdes, quoiqu'à vrai dire cette variété de la forme inflammatoire, moins franche dans sa nature, moins décidée dans sa marche, s'accommodât généralement bien mieux des évacuations sanguines locales.

L'emploi des saignées générales demandait, dans ce cas, beaucoup de prudence : il ne devait point être poussé au-delà des premiers jours, souvent même des premières heures ; et quelle que fût l'intensité des douleurs, il fallait s'en abstenir à la première apparition des accidens typhoïdes : c'est assez dire avec quelle sévérité on devait les proscrire après l'ancien développement de ces accidens.

Les observations qui nous ont été laissées par les anciens, sont en général parfait d'accord avec les précédentes. *Mauriceau* (Observat. 598-605-661); *Van-Swiéten* (*Morbi puerp.*, tom. IV, p. 661) ; *Hoffman* (t. IV, p. 320); *Leake, Delaroche, Doublet,* etc., regardent la saignée comme un moyen utile dans certains cas, et s'accordent aussi à la rejeter dans certains autres.

Quelques médecins, il est vrai, et en particulier MM. les docteurs Legouais et West, ont vu réussir la saignée dans tous les cas, et presqu'à l'exclusion de toutes les autres médications ; mais, pour peu qu'on lise leurs observations avec quelque attention, on reconnaît facilement qu'ils n'ont eu à traiter que des fièvres puerpérales presque exclusivement inflammatoires, et dès-lors il est facile d'expliquer les succès obtenus par ce moyen.

Que, si à propos de ces faits, on demandait comment la forme des maladies change avec les années, par quel singulier rapport la santé de l'homme se rattache ainsi aux constitutions atmosphériques, nous répondrions que c'est un fait d'observation que nous constatons, mais que nous n'expliquons pas; ainsi que l'a si bien remarqué Sydenham : *Quamvis diversas diversorum annorum habitudines quoad manifestas aeris qualitates, maximâ quam potui diligentiâ, notaverim, ut ex indè causas tantæ epidemiorum vicissitudinis expiscarer, me tamen, ne nihilum quidem hactenus promoveri sentio, quippe qui animadverto annos, quoad manifestam aeris temperiem sibi plane consentientes, dispari admodum morborum agmine infestari, et vice versâ.*

Chapitre II. — De la saignée locale. — L'emploi des saignées locales, au moyen des sangsues, peut être considéré, particulièrement dans la maladie qui nous occupe, comme une conquête de notre époque; car, bien que ce moyen ne fût pas tout-à-fait négligé par les anciens, il est employé si différemment de nos jours, que c'est véritablement une méthode nouvelle.

De toutes les médications mises en usage dans les maladies puerpérales que nous avons observées, aucune n'était susceptible d'un emploi plus fréquent, et suivie, nous osons le dire, de plus heureux effets que la saignée locale par les sangsues. Elle trouvait une utile application dans l'inflammation vive, franche du péritoine et de l'utérus avec vive réaction générale, où M. Desormeaux la faisait souvent précéder de l'ouverture de la veine; et dans les phlegmasies transitoires, souvent éphémères, qui précédaient ordinairement le développement des accidens typhoïdes, dans lesquelles on y recourait, au contraire, dès le début des accidens; son usage était bien plus étendu, comme on voit, que celui de la saignée générale.

Les applications de sangsues se faisaient constamment sur le ventre, au nombre de quarante, quelquefois même soixante, et fréquemment elles étaient répétées le soir et le lendemain, si l'amélioration n'était pas évidente ; il arrivait ainsi très-souvent qu'on en employait plus de deux cents chez la même malade dans l'espace de trente-six ou quarante-huit heures.

Immédiatement après la chute des sangsues, on administrait un bain de siége émollient, et on couvrait ensuite le ventre d'un large cataplasme, qui en entretenait et prolongeait l'action.

Chacune de ces saignées locales donnait lieu à un écoulement de sang aussi abondant qu'aurait pu le faire une saignée générale ; mais il s'en fallait beaucoup qu'elles fussent suivies l'une et l'autre des mêmes effets.

La saignée de la veine, en dégorgeant les gros vaisseaux, produisait ordinairement un amendement rapide dans les accidens inflammatoires généraux, sans agir quelquefois sensiblement sur la maladie locale ; la saignée par les sangsues avait, au contraire, une influence constante et très-marquée sur les douleurs, et ses effets généraux n'étaient que secondaires et éloignés : l'une avait une action débilitante très-rapide ; l'autre, au contraire, était supportée très-facilement, même par les femmes les plus faibles.

Dans certains cas rares, où les forces étaient opprimées par la violence de l'inflammation, la saignée locale devenait quelquefois le signal d'une vive réaction inflammatoire, qu'il était nécessaire de combattre par l'ouverture de la veine ; mais, le plus ordinairement, l'application des sangsues était suivie d'une amélioration remarquable et instantanée dans les douleurs, et en même temps d'une sorte de détente, pendant laquelle on voyait le pouls s'amollir, la chaleur et l'agitation s'appaiser, la peau se couvrir de sueur , et les lochies même reparaître.

Le plus ordinairement, ce calme n'était que momen-
tané; l'inflammation , combattue dans ses effets , mais non
attaquée dans son principe , se reproduisait avec promptitude , et il fallait revenir aux émissions sanguines ou à
d'autres moyens pour en triompher définitivement. Lorsque l'épanchement ou la suppuration étaient formés , et
surtout lorsqu'il se manifestait quelques uns des signes
qui pouvaient faire soupçonner l'absorption du pus ,
M. Desormeaux se gardait bien d'insister sur le moyen qui
nous occupe; sachant bien , par expérience , qu'on n'a-
vait plus de succès à en espérer , et qu'on ne pouvait ,
au contraire , en attendre que de mauvais effets , il avait
recours à d'autres médications , et particulièrement à celle
qui suit.

Chapitre III. — *Des préparations mercurielles.* —
La préparation mercurielle le plus ordinairement mise
en usage était l'onguent napolitain double : on l'employait
en frictions sur l'abdomen et sur la partie interne des
cuisses alternativement, et à la dose de deux à trois onces
par jour; les frictions , de deux gros chacune , étaient régulièrement pratiquées toutes les heures ou toutes les
deux heures ; chaque jour , d'ailleurs , on avait soin de
nettoyer avec une certaine quantité d'huile d'amandes
douces les tégumens salis par l'onguent , afin de leur rendre leur souplesse et leur perméabilité.

Aux frictions mercurielles, M. Desormeaux associait
souvent l'usage intérieur du calomélas ; mais ce genre de
médication , très-bien approprié aux cas où il existait de
la constipation et même une diarrhée médiocre , n'était
plus applicable aux affections bien plus nombreuses qui
s'accompagnaient d'abondantes évacuations alvines. Le
calomélas était ordinairement administré à la dose de huit
à dix grains par jour , et combiné avec quelques narco-

tiques, l'opium ou l'extrait de jusquiame, qui avaient le double avantage de rendre les organes digestifs moins sensibles à l'impression de la préparation mercurielle, et en même temps de calmer les douleurs abdominales. Cette médication n'était généralement point employée dès le début de la maladie; toutefois, c'était bien moins par le temps écoulé depuis l'invasion que par les caractères de l'affection elle-même qu'on en appréciait la convenance et l'opportunité.

En thèse générale, dès que les accidens inflammatoires primitifs disparaissaient pour faire place aux différens signes qui pouvaient faire soupçonner un commencement d'épanchement, de suppuration, et surtout d'absorption purulente, l'emploi des frictions mercurielles trouvait une juste et utile application : ce moyen, comme on voit, était presque constamment précédé de la saignée locale ou générale; toutefois, il faudrait bien se garder de prétendre, comme on l'a fait, que les heureux résultats qui en ont suivi l'emploi fussent exclusivement produits par les évacuations sanguines, car si les préparations mercurielles étaient mises en usage, c'est que la saignée avait échoué.

Le succès leur était donc bien légitimement acquis, d'autant mieux que la maladie, arrivée à ce point, était presque inévitablement mortelle.

Les médecins sont loin de s'accorder sur la valeur de la méthode qui nous occupe, il en est un grand nombre qui doutent encore de son efficacité, et attendent de nouveaux faits pour l'admettre ou la rejeter; ceux-là font sagement, et nous n'avons qu'à leur offrir les résultats obtenus par M. Desormeaux; mais il en est d'autres qui la repoussent absolument, et par cela seul qu'elle ne s'accorde pas avec leurs idées théoriques. Notre intention n'est point de discuter ici *à priori* une question que l'expérience seule peut résoudre : toutefois, nous ne pouvons nous empêcher d'observer qu'une pareille manière de raisonner est au moins étrange ; on oublie trop que les théories ne peuvent rien contre les faits, qu'elles n'en doivent être que l'expression exacte, rigoureuse, et que du moment qu'elles ne les comprennent pas tous, c'est qu'elles pêchent par quelque côté. Ce ne sont point les faits qu'il faut alors rejeter, c'est la théorie qu'il faut modifier.

Mais à côté de cette obstination systématique, qui repousse absolument et sans examen, se trouve aussi l'enthousiasme aveugle, qui adopte exclusivement et avec passion. L'emploi des préparations mercurielles, en même temps qu'il est rejeté par les uns comme absurde et dangereux, est prôné comme un spécifique par quelques autres, qui ne voient point assez que ces éloges exagérés suffiraient pour discréditer les meilleurs moyens; ils ont, disent-ils, les faits pour eux, et ils en citent d'incontestables : tout jusque-là est à merveille; mais de ces données insuffisantes ils se hâtent de tirer des inductions générales, et c'est là qu'est l'erreur. Entre leurs mains, les frictions mercurielles ont constamment réussi : nous ne le contestons point; mais que les conditions dans lesquelles ils les ont employées viennent à disparaître, que la constitution atmosphérique change ou se modifie, que la maladie, de sporadique qu'elle s'est montrée à leurs yeux, devienne épidémique, et on verra ce qu'il faut rabattre de ces brillans succès.

Quant à nous, il nous faut l'avouer ici, nous avons vu souvent les frictions mercurielles réussir, mais plus souvent encore nous les avons vues sans succès. Faut-il pour cela rejeter ce moyen ? Assurément non ɪ il faut, au contraire, tenir à grand honneur une médication dont les succès, pour avoir été exagérés, n'en sont pas moins incontestables ; une médication qui peut réussir encore lorsque les autres échouent, et dont l'heureuse influence est d'autant plus évidente et plus précieuse , qu'elle se montre dans des cas où la mort était devenue presque inévitable.

Pour confirmer ce que nous avançons de l'efficacité des frictions mercurielles , nous croyons devoir citer ici avec quelque détail un certain nombre d'observations particulières qui nous permettront d'en apprécier les effets sensibles , et jusqu'à un certain point le mode d'action.

§. Ier *Fièvres puerpérales guéries par les frictions mercurielles et suivies de salivation.* — *Premier fait.* — St.-Den....., âgée de trente ans , primipare, nerveuse et d'une faible constitution, fut admise à la Maternité dans le courant de mai 1829, et y accoucha heureusement le 8 juillet suivant.

La nuit même elle éprouva des douleurs dans les lombes et à l'hypogastre. Le 2 au matin , ces douleurs étaient beaucoup exaspérées; il s'y joignait de la fièvre , une vive céphalalgie et quelques nausées. M. Desormeaux fit appliquer cinquante sangsues , qui tirèrent beaucoup de sang et ne produisirent presque aucun soulagement. Le 3 , on recourut de nouveau aux sangsues. Le 4, il y eut un léger amendement et espoir d'une résolution prochaine. Mais le 5 , il survint des frissons et une vive récrudescence de tous les accidens , qui nécessita une nouvelle application de quarante sangsues. Le 6 , la malade ressentait dans toute la capacité abdominale des douleurs sourdes et profondes ; elle avait la face pâle , décomposée , les membres tremblans , le pouls petit , irrégulier; elle laissait échapper continuellement , et sans s'en apercevoir , une grande quantité de matières fécales brunes , très-fétides. Dès-lors on renonça aux évacuations sanguines , auxquelles on substitua les frictions d'onguent mercuriel à la dose de deux gros toutes les deux heures. Le 7 et le 8, on continua le même moyen sans autre effet appréciable que le développement d'un léger érysipèle. Mais le 9, la diarrhée s'arrêta, les douleurs disparurent en grande partie; l'expression de la face devint meilleure. On cessa les frictions. Le 12, il survint une abondante salivation, qui persista cinq ou six jours, après quoi elle céda aux gargarismes astringens et laudanisés, et aux laxatifs huileux. Le 18, la guérison fut complète, et la malade sortit de l'hôpital.

Deuxième fait. — Marguerite Beld....., âgée de vingt et un ans, d'une bonne constitution, heureusement accouchée à la Maternité le 11 juillet 1829, éprouva, au deuxième jour des couches, un frisson prolongé qui fut bientôt suivi de violentes douleurs hypogastriques et d'une fièvre ardente. M. Desormeaux fit aussitôt appliquer cinquante sangsues sur l'abdomen et autant dans la soirée. Les accidens n'en persistèrent pas moins : ils s'aggravèrent même les jours suivans, malgré deux nouvelles applications de cinquante sangsues chacune, l'emploi des bains et de quelques prises de calomélas, données dans l'intention de relâcher le ventre. Le 5, il y eut effectivement plusieurs selles liquides, des sueurs, et quelque amendement dans les symptômes; mais cette amélioration ne fut pas de longue durée : la nuit même la malade éprouva de l'agitation et du délire. Le matin, elle avait le ventre très-sensible et fortement météorisé; la face pâle, abattue, la peau sèche et brûlante, la respiration anxieuse, le pouls précipité. On commença alors l'emploi de l'onguent mercuriel à la dose de deux onces dans les vingt-quatre heures; il n'en résulta pas d'abord de soulagement bien sensible; mais le 9, au troisième jour de cette médication, les douleurs diminuèrent, l'affaissement disparut, le pouls se releva. On discontinua l'usage des frictions. Le 10, la bouche se prit; en même temps une diarrhée abondante s'établit, et une grande quantité de matières puriformes s'écoula par la vulve; dès-lors l'amélioration fut évidente; la salivation augmenta beaucoup les jours suivans, et s'accompagna d'une épaisse exsudation à la langue et à la face interne des joues; mais bientôt elle diminua et disparut entièrement à l'aide de gargarismes astringens. La malade sortit de l'hôpital au seizième jour, pâle, bouffie et encore faible, mais hors de tout danger.

Vers les derniers jours, elle avait ressenti dans les muscles du bras une douleur fixe, qui fit soupçonner à M. Desormeaux l'existence d'un abcès profond. Nous ne pûmes savoir ce qu'il en advint par la suite.

Les observations précédentes offrent entre elles beaucoup d'analogie. Des symptômes inflammatoires d'une grande intensité, mais plus locaux que généraux, sont combattus dans les deux cas par les évacuations sanguines, avec une vigueur seule capable d'enrayer la marche d'une maladie aussi grave; et cependant elles ne produisent aucune amélioration; tout au contraire, après quelques momens de ce calme insidieux, qui, comme nous l'avons déjà dit, précède souvent la suppuration, on voit se manifester de nouveaux accidens, plus formidables encore et d'une nature si grave, que la vie ne pouvait être long-temps compatible avec eux. C'est alors seulement qu'on emploie les frictions mercurielles aux doses précédemment indiquées. Or, nous le demandons, peut-on raisonnablement leur contester l'honneur de la guérison pour l'attribuer tout entier aux évacuations sanguines? Dans un traitement bien entendu, tous les moyens employés doivent, il est vrai, concourir au succès, et nul doute que dans ce sens les saignées locales ne puissent en réclamer une part : si, en effet, elles n'ont pu triompher de la congestion sanguine , au moins est-il probable qu'elles en ont diminué l'intensité, et en cela elles ont préparé et même assuré, si on veut, l'emploi des préparations mercurielles; mais il y a loin de là à leur attribuer des succès, qui n'ont été évidemment décidés en définitive que par les frictions. Il est à remarquer que l'emploi de ce dernier moyen n'a pas été suivi d'une amélioration prompte, instantanée, comme celle qui est ordinairement produite par la saignée ou les sangsues; son heureuse influence ne s'est manifestée qu'après quelques jours d'une incertitude pénible, d'une sorte de combat. C'est qu'en effet, comme nous le verrons plus tard, cette médication paraît attaquer plus directement le principe de la maladie que les évacuations sanguines, qui ne la combattent que dans un de ses effets, nécessaire et important sans doute, mais aussi secondaire et transitoire, c'est-à-dire l'*hypérémie.*

Nous aurions encore quelques réflexions à faire sur l'apparition simultanée de la salivation, de la diarrhée; et enfin, de l'écoulement abondant des lochies, que nous avons observé chez nos malades, et en particulier chez la dernière, et aussi de la coïncidence de ces divers actes avec la guérison; mais il nous suffira, pour le moment, d'appeler l'attention sur ce sujet, nous réservant d'y revenir plus tard avec les détails que réclame l'importance du sujet.

§ II. *Fièvres puerpérales guéries par les frictions, salivations et sueurs abondantes.* — Ier *Fait.* — Dub..., âgée de 20 ans, primipare, nerveuse, irritable, éprouva, au troisième jour d'une couche, jusque-là heureuse, tous les symptômes d'une métro-péritonite intense.

On fit successivement pendant les premiers jours deux applications de cinquante sangsues chacune sur la région

hypogastrique, et on joignit aux évacuations sanguines
les bains de siége, les cataplasmes émolliens, et les divers
autres moyens secondaires susceptibles d'assurer la réus-
site des premiers. Tout fut sans succès ; aux douleurs
vives, aux vomissemens, à la fièvre, qui s'étaient manifestés d'abord et qui subsistaient toujours, se joignit, le
quatrième jour, une diarrhée abondante avec météorisme
de l'abdomen, de l'anxiété, un grand affaissement du
pouls, et un certain air d'abattement qui faisaient craindre le transport du pus dans le torrent de la circulation.
Dès-lors, aux saignées locales, M. Desormeaux substitua
les frictions aux doses et d'après le mode précédemment
indiqués. Le 7, au 3.ᵉ jour de leur emploi, les douleurs abdominales commencèrent à s'amender; les lochies reparurent,
mais puriformes et encore peu abondantes ; les évacuations alvines diminuèrent de fréquence. Dès-lors on sus-
pendit la médication mercurielle. Le 8, la malade éprouva
des douleurs vagues dans les membres. Le 9, elle eut des
sueurs très-abondantes et presque continuelles, qui furent
accompagnées d'un sentiment de bien-être remarquable
et d'un sommeil paisible. Le 10, il survint une salivation
médiocre, qui persista pendant quatre jours, après quoi
la malade sortit en pleine convalescence.

Deuxième fait. — Henri...., âgée de 27 ans, d'une
forte constitution, primipare, heureusement accouchée
le 4 novembre 1829, éprouva, le jour même, les premières atteintes d'une métro-péritonite, qui se développa
les jours suivans avec beaucoup de violence. L'ipécacuanha dès le début, les sangsues, au nombre de deux cent
dix en quatre jours, les laxatifs huileux, les bains de
siége, les cataplasmes, furent mis en usage par M. Désormeaux, et produisirent une amélioration notable. Mais le
8, la malade éprouva de nouveaux frissons, suivis bientôt
de nouvelles douleurs; elle avait le ventre météorisé, fluc-

tuant, la peau sèche et chaude, le pouls petit, fréquent, et était, du reste, très-faible et très-abattue. On commença les frictions mercurielles (deux onces d'onguent pour huit frictions chaque jour). Le deuxième jour de cette médication, elle éprouva de l'agitation et un léger délire. Le troisième, elle fut calme et commença à ressentir quelque soulagement. On prescrivit une mixture huileuse pour relâcher le ventre. Le quatrième, elle eut plusieurs selles liquides, et une transpiration abondante et prolongée : la sensibilité de l'abdomen diminua beaucoup. Le cinquième, les douleurs disparurent entièrement; en même temps il survint une nouvelle transpiration, plus abondante encore que la première, et de nouvelles évacuations alvines : dès-lors on discontinua l'usage des frictions. Le sixième, les lochies reparurent et la bouche se prit. Les jours suivans, la salivation augmenta, et ne céda qu'au douzième jour, où la malade sortit guérie.

Troisième fait. — Sueurs abondantes, salivation presque nulle. — Brun..., âgée de 30 ans, primipare, bien portante, fut prise, au deuxième jour de la couche, d'une métro-péritonite accompagnée de violens symptômes inflammatoires. Combattue dès le principe par la saignée, et, les jours suivans, par deux applications de cinquante sangsues chacune, la maladie s'amenda au sixième jour. Toutefois il restait encore dans la fosse iliaque une douleur vive et un empâtement profond, que l'on chercha à dissiper par une application de vingt sangsues et quelques frictions mercurielles d'un gros chacune. Le 10, la malade eut des frissons. Le 11, elle éprouva de nouvelles et violentes douleurs dans toute la capacité abdominale; en même temps il survint des nausées, du météorisme, une grande gêne dans la respiration et beaucoup d'abattement. M. Desormeaux commença l'emploi de l'onguent à la dose de deux onces pour huit frictions, et prescrivit une potion huileuse. Le 12, elle eut de l'irrégularité dans le pouls, et tomba dans un affaissement tel, qu'à peine elle pouvait articuler quelques mots. On appliqua deux vésicatoires aux jambes, pour relever l'état général et donner aux fonctions le temps d'agir. Le 13, elle se ranima effectivement un peu. Le 14, elle éprouva beaucoup de soulagement, et dormit paisiblement pendant une partie de la nuit. Le 15, les douleurs disparurent entièrement; il survint en même temps un écoulement de lochies puriformes, et plusieurs selles liquides provoquées par deux prises de calomélas de dix grains chacune. Dès-lors, on réduisit l'onguent à la dose d'une demi-once, et le lendemain on en cessa entièrement l'usage.

Le 17, il se fit vers les gencives une légère fluxion qui avorta bientôt. En même temps il se manifesta des sueurs très-abondantes qui persistèrent pendant près de dix jours. et n'empêchèrent cependant point la malade de reprendre graduellement quelques forces. Le 30, on sentit dans l'épaisseur de la jambe un empâtement profond, et bientôt après il survint une collection purulente qui ne tarda pas à se faire jour au dehors. La plaie se cicatrisa en peu de temps, après quoi la malade sortit en bon état au quarante-unième jour.

Dans ces derniers cas, comme dans les deux premiers, les frictions mercurielles ont été employées au moment où les symptômes inflammatoires faisaient place aux accidens plus graves qui annoncent la formation et souvent l'absorption du pus. Dès-lors les évacuations sanguines devenaient non-seulement inutiles, mais encore nuisibles. Bien indiquées dans la période active, celle d'*hypérémie*, de congestion sanguine, que peuvent-elles, en effet, contre la suppuration? Absolument rien. Elles ne sont propres alors qu'à ôter à l'économie un reste de force dont elle a tant besoin pour se débarrasser du produit accidentel qui la surcharge. Ce produit, en effet, ne peut être évacué directement, comme dans un phlegmon extérieur; d'un autre côté, sa présence au sein des organes n'est point compatible avec l'exercice de leurs fonctions : le problême à résoudre est donc d'en aider l'élimination par nos agens thérapeutiques. Ne serait-ce pas là un des principaux effets de la médication mercurielle? Cette opinion, je l'avoue, est encore bien hypothétique; mais l'observation des différens phénomènes qui en suivent l'emploi ne peut-elle pas lui prêter quelque appui?

Les auteurs qui ont employé les préparations mercurielles dans le traitement de la maladie qui nous occupe ont tous observé que l'apparition de la salivation coïncidait presque toujours avec l'amendement de tous les symptômes; mais ils n'ont point arrêté leur attention sur quelques autres actes non moins remarquables, et que nous avons observés dans les faits précédens. Presque toujours on voit paraître avec la salivation un flux lochial ou intestinal abondant, ou des sueurs excessives et prolongées, qui sont suivies d'un bien-être remarquable, et qui, loin d'entraver la convalescence, paraissent même aider au rétablissement des forces.

Quelquefois on voit paraître simultanément tous ces différens phénomènes chez le même individu, ou bien ils n'existent qu'isolément, et ne se montrent qu'à la suite les uns des autres; souvent aussi ils paraissent se suppléer mutuellement. Ainsi, dans la dernière observation, à peine si une légère fluxion commençait à s'établir vers la bouche, qu'elle a été remplacée par des sueurs abondantes. Dans les cas où il ne se manifeste point de salivation, presque toujours, si on observe bien, on remarque quelque autre acte qui devient supplémentaire du premier. Il est probable que ces différentes actions organiques ne sont pas seulement destinées à l'évacuation des fluides purulens, mais qu'elles ont encore pour but d'éliminer les molécules mercurielles, qui, comme l'analyse chimique l'a démontré de nos jours, circulent en nature avec les humeurs, et se déposent au sein des organes.

L'art du médecin consiste donc, non à contrarier ces divers actes, ce serait combattre des symptômes nécessaires, mais, au contraire, à les aider, à les soutenir, à en rectifier le cours. C'est là, suivant nous, la médecine vraiment physiologique ; c'est aussi celle de M. Désormeaux.

Entretenir la transpiration par la chaleur du lit, les boissons, les bains de vapeur ; provoquer les évacuations alvines par des laxatifs huileux, soutenir l'action de l'économie par une légère infusion de quinquina, de columbo ; ne combattre ces différens actes que lorsqu'ils menacent de dépasser le but, et toujours les régulariser l'un par l'autre, telle est sa sollicitude constante. C'est qu'en effet, dans ces divers cas, la convalescence est encore une maladie quelquefois longue, pénible, et susceptible, comme nous allons le voir, d'entraîner consécutivement la mort.

§ III. *Fièvres puerpérales guéries par le mercure ; crises difficiles ; convalescence pénible, suivie quelquefois de la mort. — Premier fait.* — Virginie-Rose Path., âgée de 24 ans, d'un tempérament sanguin et d'une forte constitution, éprouva, au deuxième jour d'un accouchement contre-nature, les premières atteintes d'une métro-péritonite violente. La maladie fut successivement combattue, pendant les premiers jours, par cinq applications de sangsues, au nombre total de deux cent vingt, auxquelles on eut soin de joindre les bains de siége émolliens, les injections adoucissantes, les cataplasmes, et quelques laxatifs huileux. L'emploi de ces moyens fut suivi, au sixième jour, d'un léger, mais court amendement ; la nuit même il survint des frissons et de nouveaux vomissemens. Le 7, la malade avait le ventre météorisé et uniformément douloureux, la face pâle et grippée, la peau sèche, brûlante; le pouls petit, concentré; son regard, son habitude, exprimaient l'abattement, la stupeur. Les seins étaient, du reste, complètement affaissés, et les lochies nulles : c'est alors que M. Desormeaux eut recours à la médication mercurielle. Au deuxième jour de son emploi, il y eut une amélioration momentanée; au troisième, une nouvelle récrudescence des douleurs, qui nécessita encore une application de cinquante sangsues; au sixième, un soulagement marqué, accompagné d'une transpiration excessive et d'un flux puriforme par la vulve. Dès-lors on discontinua l'usage de l'onguent : on en avait employé dix onces et demie. Le 16, il survint une vive douleur de côté avec toux et expectoration, que l'on combattit par une application de dix-huit sangsues, et qui disparut le lendemain,

Le 19, on observait un commencement de fluxion vers la bouche et de nouvelles sueurs très-abondantes.

Les jours suivans, la salivation augmenta beaucoup; on chercha à la modérer à l'aide d'un gargarisme légèrement astringent et de l'huile de ricin.

Le 27, la malade éprouva de la douleur à l'épigastre, avec bouche amère, pâteuse, anorexie, nausées, et léger mouvement fébrile. Elle prit dix-huit grains d'ipécacuanha et une potion huileuse kermétisée, qui procurèrent des vomissemens très-abondans, plusieurs selles et un soulagement prompt.

Le 30, elle eut un nouveau point de côté et de la toux, accidens qui furent combattus par l'application d'un vésicatoire.

Le 37, elle sortit faible et salivant encore, mais hors de danger.

Cette observation nous semble très-intéressante, en ce

qu'elle nous fait en quelque sorte assister à la lutte de l'économie contre le principe étranger qui la surcharge, et dont il lui faut se débarrasser à tout prix. Il nous semble qu'on ne peut concevoir autrement la filiation des différens actes que nous venons d'observer : les rapporter chacun à des causes différentes serait, selon nous, une manière de voir bien étroite et bien peu physiologique.

Il existe dans l'économie un principe étranger ; nous l'y avons brusquement introduit à des doses énormes ; l'analyse chimique nous l'y montre existant en nature. La physiologie nous apprend qu'il ne peut être assimilé à nos parties : dès-lors n'est-il pas évident qu'il doit être expulsé ? Et comment le sera-t-il, si ce n'est par les divers émonctoires, par les différentes voies ouvertes aux matériaux de la décomposition générale, la peau, la muqueuse intestinale, celle du vagin, qui l'élimineront, mêlé aux sueurs, aux évacuations sanguines, aux flu lochial ?

Or, si nous voyons, chez nos malades, l'exagération de toutes ces sécrétions suivre l'introduction d'une grande quantité de mercure dans l'économie, est-ce se jeter dans de vaines hypothèses que de regarder ces différens actes organiques comme un mode d'élimination du produit étranger ? N'est-ce pas, au contraire, se tenir dans les bornes d'une juste et rigoureuse induction ?

Mais ce n'est pas tout : ces diverses fluxions, nous osons dire éliminatrices, ne se bornent quelquefois point à la peau, à l'intestin ; elles peuvent encore s'étendre à l'estomac, et même, par une sorte d'erreur de lieu, aux membranes séreuses, aux parenchymes, comme nous l'avons vu dans l'observation précédente. Autant dans le premier cas elles doivent être favorisées, autant il faut les combattre dans le second ; car ici salutaires, là elles seront mortelles. Aussi, en même temps que M. Desormeaux combattait par les sangsues, le vésicatoire, la

fluxion qui tendait à s'établir vers les organes thoraci-
ques, nous l'avons vu favoriser celle qui se faisait vers
l'estomac par l'ipécacuanha à dose vomitive, le kermès
en potion.

Mais si la proportion de mercure est trop considérable,
si les actes organiques sont languissans, si l'économie est
impuissante à s'en débarrasser, la mort peut en être le
dernier résultat, comme le prouvent les faits suivans.

*Deuxième fait. — Traitement par les frictions mer-
curielles. Mort à une époque très-avancée de la convalescence.* — Thérèse-Angélique Ren....., âgée de 3o ans,
d'une bonne constitution, fut atteinte, au deuxième jour
de la couche, d'une fièvre puerpérale très-aiguë, que
l'on combattit dès le principe par deux applications de
cinquante sangsues chacune.

Le quatrième jour, on observait vive sensibilité du ventre, avec nausées et suppression des lochies, vertiges, défaillances, air de souffrance et d'affaissement, sécheresse
de la peau, petitesse et concentration du pouls. On commença l'emploi des frictions, auxquelles on joignit le calomélas à la dose de huit grains chaque jour, combinés
avec six grains d'extrait de jusquiame. Le 5, pendant la
nuit, la malade éprouva une agitation vive, portée jusqu'au délire; le matin, elle avait la face pâle et profondément abattue, l'œil terne, le pouls faible et ondulant;
les mouvemens étaient lents, mal assurés, la voix trem-
blotante; toute son habitude exprimait la stupeur. A l'emploi des frictions mercurielles on joignit l'application de
deux larges vésicatoires aux cuisses. Le 7 elle eut plusieurs
selles liquides, qui furent suivies de soulagement. Le 9,
l'amélioration devint plus manifeste, la faiblesse et la
prostration diminuèrent, le pouls se releva; il se manifesta en même temps de nouvelles évacuations alvines,
et un flux lochial séreux et inodore. Le 10, les douleu rs

7

disparurent presque entièrement, les pulsations du pouls se régularisèrent; il y eut beaucoup de calme et un sommeil paisible. On cessa dès-lors l'emploi des mercuriaux : douze onces d'onguent et quarante-huit grains de calomélas avaient été employés en six jours. Le 14, elle éprouva un accès fébrile, accompagné de douleur à la bouche et de tuméfaction des gencives; mais ce mouvement de fluxion avorta presque aussitôt, et elle ne tarda pas à ressentir des picotemens continuels à la peau, un engourdissement profond des membres, qui lui ôtaient tout sommeil, et tour à tour une vive anxiété et un extrême accablement. Les tégumens étaient d'ailleurs très-arides; il n'y avait plus ni lochies, ni évacuations alvines. M. Desormeaux prescrivit plusieurs bains de vapeurs et quelques doses d'huile de ricin. Le 18, elle eut un nouveau mouvement fluxionnaire vers les gencives, avec légère exsudation membraniforme, et en même temps de la diarrhée et des sueurs. Au 21, la bouche se nettoya, et les picotemens, la vive cuisson de la peau se reproduisirent: il s'y joignit de larges plaques érythématheuses, et des douleurs sourdes et profondes dans toutes les parties du corps, mais particulièrement dans les membres. On recourut encore à l'huile de ricin et aux bains de vapeur. Le 25 et les jours suivans, la bouche s'entreprit de nouveau; il se manifesta une salivation abondante, avec une exsudation grisâtre granulée, qui ne se borna point à la bouche, mais s'étendit aux fosses nasales, à la membrane muqueuse de la vulve et de presque tout le vagin; on observait en outre des vomissemens opiniâtres, un invincible dégoût pour toute espèce de boisson, et des frissons qui alternaient avec une chaleur âcre. Le 33.ᵉ, elle tomba dans un délire taciturne, et dans un état de prostration profond d'où elle ne se releva plus. La mort vint terminer au 35ᵉ jour cette longue scène de douleurs.

Autopsie vingt-quatre heures après la mort. — La cavité de l'abdomen ne contenait aucun liquide, la surface du péritoine nous parut même dans un état de sécheresse qu'on n'observe point ordinairement ; les intestins étaient libres de toute adhérence ; mais la surface extérieure de l'utérus offrait quelques fausses membranes flottantes, déjà en partie organisées ; le tissu de l'organe, blanc et friable, présentait, tout près du col, de petits foyers de pus concret du volume d'une noisette. On observait encore, vers l'insertion des ligamens larges, une foule de points purulens de la grosseur d'un grain de groseille, et d'une consistance très-voisine de celle des tubercules ; les vaisseaux sanguins et lymphatiques étaient complètement revenus sur eux-mêmes, et tellement resserrés, que nous ne pûmes savoir si la cavité en était oblitérée ou si elle était encore libre.

Du reste, nous trouvâmes la membrane muqueuse de l'estomac ramollie et en partie détruite vers le grand cul-de-sac ; l'intestin grêle parsemé de plaques rouges et de petites ulcérations pâles et arrondies ; le pharynx et l'œsophage recouverts encore, dans plusieurs points, de l'exsudation pelliculaire que nous avions observée pendant la vie ; le lobe inférieur du poumon droit à l'état d'hépatisation rouge ; le cœur flasque, rempli de sang noir, partie liquide et partie coagulé ; le foie volumineux ; la vésicule biliaire distendue par une grande quantité de *bile, qui tachait le linge en noir très-foncé ;* le cerveau, ses dépendances et tous les autres organes, examinés avec soin, n'offrirent d'ailleurs rien de remarquable.

Nous retrouvons dans cette longue et curieuse observation ce combat de l'économie que nous avons déjà observé dans les cas précédens, et en particulier dans le dernier ; seulement ici la lutte est inégale, et l'économie, impuissante à se débarrasser du produit étranger qui l'obsède, est en définitive forcée de succomber. Nous voyons apparaître, dans ce cas, une série d'accidens auxquels on ne saurait méconnaître la funeste influence de cet agent : les picotemens, la cuisson de la peau, les plaques érythémateuses, les douleurs vagues et profondes dans les membres, la bouffissure de la face, l'anxiété, la prostration, les exacerbations fébriles que nous avons observées chez notre malade, sont en effet généralement regardés comme des phénomènes propres à l'empoisonnement mercuriel, et ne peuvent d'ailleurs être raisonnablement attribués à aucune autre cause.

En opposition à ces graves symptômes, quels efforts salutaires, quelle tendance critique voyons-nous se manifester ? Quelques mouvemens de fluxion, qui, incessamment portés vers la bouche, avortent et disparaissent aussi incessamment ; du reste, point de sueurs, point d'évacuations alvines, un flux lochial aussitôt arrêté qu'établi. Est-ce faiblesse des différens actes organiques, épuisement produit par la gravité de la maladie ? Est-ce, au contraire, intensité d'action de l'agent mercuriel ? Nous l'ignorons. Toujours est-il que le traitement le plus rationnel est sans succès. En vain M. Desormeaux, dans sa sage et habile manière d'agir, cherche à provoquer ces diverses évacuations par des bains de vapeur, des laxatifs, il ne détermine que quelques actes isolés accompagnés d'un amendement passager et bientôt suivis du retour des mêmes accidens, et, cependant, à cette énorme quantité de mercure, qui, introduite brusquement dans l'économie, circule avec le sang et les diverses humeurs, il faut nécessairement une voie d'élimination. Si elle n'en trouve pas, elle va se déposer dans les organes, briser la trame de leur tissu : de là, des pneumonies, des désorganisations de l'estomac, comme en offrait notre malade. Et qu'on ne dise pas que nous créons des hypothèses : tout

ce que nous avançons ici est fondé sur l'observation rigoureuse des faits , appuyé par l'analyse chimique , con-
firmé par les nombreuses expériences faites sur les animaux vivans.

Nous avions donc raison de dire que , dans les cas de
fièvres puerpérales guéries par les frictions à haute dose ,
la convalescence est encore une maladie , le plus souvent
légère , il est vrai , et qui , aux yeux d'un observateur superficiel , ne sort point du cercle ordinaire des convalescences; mais qui , souvent aussi , est longue , fâcheuse ,
susceptible même d'entraîner secondairement la mort ,
et qui demande , par conséquent , de la part du médecin ,
autant de prudence que d'habileté. Il est d'autres cas dans
lesquels la mort survient à une époque moins avancée de
la convalescence , et avec des symptômes un peu différens
de ceux que nous venons d'observer, ensorte qu'il est
difficile de dire si c'est à l'influence de la maladie ou à
l'action secondaire du remède , à l'empoisonnement purulent ou à l'empoisonnement mercuriel que cette funeste
terminaison doit être attribuée. Telle est l'observation
suivante.

Troisième fait. — Desr...., âgée de vingt-deux ans ,
d'une forte constitution , éprouva , au troisième jour de
sa seconde couche , les symptômes d'une violente métro-
péritonite , qui fut inutilement combattue au début par
l'ipécacuanha , et , plus tard , par de nombreuses applications de sangsues (190 en trois jours). Le cinq ,
elle ressentait encore dans toute la capacité de l'abdomen
des douleurs vives , accompagnées de nausées , de météorisme et d'évacuations alvines abondantes et fétides. La
nuit, elle avait éprouvé de l'agitation et du délire; mais
le matin, à la visite, elle était abattue et avait la face décomposée , couverte de sueur froide; le pouls faible , iné-
gal et vacillant. La gravité singulière des accidens fit

porter l'onguent à la dose de trois onces toutes les vingt-quatre heures, et détermina l'application immédiate de deux vésicatoires aux cuisses.

Pendant les trois premiers jours de l'emploi de cette médication, nous n'observâmes aucun changement appréciable dans les symptômes, et le sort de la malade resta fort incertain; mais le huit, elle commença à éprouver un peu d'amélioration; la face prit une expression meilleure, et les pulsations artérielles acquirent quelque fermeté. Le neuf, elle eut une diarrhée abondante et un commencement de salivation, dormit paisiblement pendant plusieurs heures, et n'éprouva que des douleurs abdominales vagues et bornées à l'hypochondre droit. Le onze, elle était encore faible et abattue; mais elle avait le ventre souple, tout-à-fait insensible à la pression, et le pouls, à peu de chose près, naturel. Les jours suivans, la salivation et les évacuations alvines disparurent; il se manifesta, le soir, une légère exacerbation fébrile, et la nuit, de l'anxiété et du délire. On prescrivit plusieurs émulsions avec l'huile de ricin et une infusion de quinquina. Le quinze, elle tomba dans l'affaissement et périt le dix-huit.

Autopsie vingt-quatre heures après la mort. — La cavité du péritoine ne contenait point de liquide; cette membrane était, au contraire, beaucoup plus sèche que dans l'état naturel. On remarquait un grand nombre d'adhérences filamenteuses déjà consistantes entre les divers organes de l'abdomen, et particulièrement entre les intestins, l'épiploon, l'utérus et ses annexes; il existait, en outre, à la surface de la rate, et surtout du foie, plusieurs membranes épaisses et caséiformes. L'utérus était presque entièrement revenu sur lui-même; on voyait dans son tissu plusieurs stries purulentes, interrompues d'espace en espace, et qui suivaient la direction des vaisseaux. La surface interne n'offrait rien de remarquable qu'une légère couche de sang vermeil et inodore. Nous trouvâmes, en outre, les poumons engoués, la membrane muqueuse de l'estomac colorée en brun foncé dans son grand cul de-sac, les gros vaisseaux remplis de sang brun, généralement fluide; le reste dans l'état naturel.

Les accidens qui ont entraîné la mort de notre malade sont-ils le résultat de l'affection primitive, ou l'effet secondaire de la médication mercurielle ? Nous serions tentés de nous arrêter à cette dernière opinion, en songeant qu'ils ne se sont manifestés qu'à la suite d'une rémission complète des premiers symptômes, et seulement après la disparition de la diarrhée et de la salivation; mais, d'un autre côté, nous sommes forcés d'avouer que ces symptômes, l'anxiété, le délire, l'affaissement, appartiennent plus encore à l'infection purulente qu'à l'infection mercurielle; ensorte qu'on peut raisonnablement attribuer la funeste issue de la maladie à ces deux influences réunies.

Mais il est encore d'autres causes capables de prolonger la convalescence, de la rendre même précaire, incertaine. Quelquefois, après le traitement mercuriel, on voit subsister des engorgemens profonds, des indurations, des foyers purulens, qui entretiennent une fièvre lente, avec exacerbation le soir, et achèvent d'épuiser les forces. Ces accidens secondaires, qui se manifestent quelquefois aussi à la suite du traitement par la saignée ou le vomitif, étaient encore combattus avec succès par les frictions mercurielles, mais à des doses beaucoup plus faibles, et qui ne doivent point dépasser un ou deux gros chaque jour; encore était-on souvent forcé de suspendre le traitement pour le reprendre ensuite, et souvent le suspendre encore.

A ce moyen, d'ailleurs, M. Desormeaux associait en-

core l'emploi de la pommade d'hydriodate de potasse, les
laxatifs, et quelques toniques, comme l'infusion de quinquina ou de columbo.

Il nous resterait maintenant à passer en revue les différens cas d'insuccès qui ont suivi l'emploi des frictions;
mais ces cas se ressemblent tous, et n'offrent d'ailleurs
aucun autre intérêt que le fait même de leur insuccès;
nous croyons donc qu'il serait aussi inutile que fastidieux
de les rapporter ici en détail; ce qu'il importe de savoir,
et ce que nous sommes loin de vouloir cacher, c'est qu'ils
sont bien plus nombreux que les exemples de guérison.

Nous nous garderons bien toutefois, nous le répétons,
de tirer de ce fait des conséquences opposées à l'emploi
de la médication mercurielle; tout au contraire, nous
pensons qu'une méthode qui peut obtenir des succès aussi
incontestables que ceux que nous venons de voir devrait,
dans tous les cas, être estimée à grand prix. Que sera-ce
si cette médication est encore susceptible d'application ,
alors que toutes les autres échouent, si elle réussit dans
les circonstances les plus désespérées ?

*Chapitre IV. — Des vomitifs, et en particulier de
l'ipécacuanha. —* Nous voici arrivés à une des questions
de thérapeutique les plus importantes, et en même temps
les plus vivement débattues que nous ayons encore abor-
dées : *Incedimus per ignes.* A voir la singulière animosité
avec laquelle l'esprit de système a cherché à bannir l'emploi de ce moyen thérapeutique de l'affection qui nous
occupe, et, en général, de presque toutes les maladies,
on conçoit de prime-abord que la solution de cette question le touche au vif; car l'estomac n'est-ce pas l'arche
sainte ? Et puis comment employer le vomitif dans une
maladie inflammatoire ? N'y a-t il pas entre ces deux idées
incompatibilité absolue ? Tel est, en effet, l'espèce de so-
phisme dont nous nous payons. Préoccupés de l'idée ex-

clusive d'inflammation, nous accueillons avec défiance tout ce qui sort du cercle des moyens antiphlogistiques ordinaires. Nourris dans cette idée trompeuse et abusive que l'inflammation ne comporte que des saignées, des émolliens, nous rejetons toute autre médication, comme opposée à l'idée que nous nous sommes faite de cette inflammation, dont pourtant, il faut bien le dire, nous ignorons complètement la nature. On ne saurait trop s'élever, suivant nous, contre cette funeste préoccupation, qui suffirait à elle seule pour entraver les progrès de la thérapeutique. On ne songe point assez que les théories des maladies ne sont point encore assez avancées pour que nous puissions fonder uniquement et exclusivement sur elles nos diverses méthodes thérapeutiques; qu'ainsi, dans l'état actuel de la science, dès que l'expérience a suffisamment constaté qu'un remède réussit, on doit l'employer sans s'inquiéter si ce moyen s'accorde avec nos idées théoriques, et dire, comme Sydenham, dans un autre cas : « *Si suffragante experientiâ deprehendero, hancce febrem, evacuationibus per diaphoresim factis, libenter cedere, habeo quod quœro : neque enim......... ratiocinatio, sed potius experientia docere poterit, quœnam febrium species diaphoreticis, quœnam verò alius modi evacuationibus, sanari possint ac debeant?* »

D'ailleurs, si l'expérience ne semblait point à quelques esprits un guide assez sûr, les explications leur manqueraient-elles? Les évacuations sanguines combattent l'inflammation dans un de ses principaux effets; mais elles ne l'attaquent pas dans sa cause. Or, n'existe-t-il point d'agens thérapeutiques capables de remplir un tel but? N'y en a-t-il point, sans aller si loin, qui puissent l'annuler, la neutraliser, en suscitant dans l'économie certaines diversions, telles que nous voyons la nature en provoquer chaque jour? N'y aurait-il pas encore vingt autres ma-

nières de concevoir l'action de ces agens thérapeutiques ?
Mais combien il est plus sage de laisser de côté ces explications, plus spécieuses que solides, qui, bien établies
aujourd'hui, crouleront demain ! Et qu'il vaut bien mieux
s'en tenir aux résultats de l'expérience, qui ne trompe
point. Pour nous, sans nous inquiéter si l'idée que nous
nous formons des vomitifs est compatible avec celle d'inflammation, nous rechercherons tout simplement, d'a-
près les données de l'expérience, si ce moyen réussit ;
et si, à cet égard, l'observation fait naître en nous une
conviction suffisante, nous l'adopterons sans balancer,
bien convaincus que la théorie ne saurait manquer aux
faits, tandis qu'au contraire les faits manquent souvent à
la théorie.

Willis, White, Antoine Petit et plusieurs autres médecins, employaient les vomitifs, et en particulier l'ipécacuanha, dans le traitement de la fièvre puerpérale ;
mais ce n'est guère qu'en 1782 que cette méthode fut
exclusivement mise en usage par Doucet, un des médecins de l'Hôtel-Dieu, qui la popularisa et y attacha son nom.

On sait assez et les circonstances fâcheuses dans lesquelles ce moyen fut tenté, et les brillans succès qui en
couronnèrent l'emploi, et l'enthousiasme, exagéré peut-
être, avec lequel il fut accueilli de toutes parts.

Après avoir été suivie de succès incontestables pendant
une partie de l'été, et presque toute la durée de l'au-
tomne, cette médication, dont on avait fait un spécifique,
vint échouer comme toutes les autres ; l'année suivante,
elle réussit encore pendant quelques mois, puis elle
échoua de nouveau. Dans les provinces, à l'étranger, le
succès ne fut pas moins variable, heureux à certaines
époques, malheureux dans d'autres. Les mêmes observateurs eurent successivement à s'en plaindre ou à s'en
louer, suivant les saisons, suivant les formes morbides

contre lesquelles ils l'employaient (*Leake child-bed fever,* 139, 144, 145.)

Ces résultats suffisaient déjà pour assigner aux vomitifs la place qui leur convient; mais, au lieu de se rappeler cette observation de tous les grands maîtres, que les constitutions atmosphériques impriment aux maladies en général, et en particulier aux maladies épidémiques, des caractères variables qui changent souvent entièrement la nature des indications thérapeutiques, on aima mieux ne voir dans l'ipécacuanha qu'un remède incertain, trompeur même. Plus cette méthode avait été vantée d'abord avec enthousiasme, plus elle tomba ensuite en discrédit dès qu'elle ne parut plus tenir tout ce qu'elle avait promis : tel est, en effet, la nature de l'esprit ; autant, lorsqu'il espère, il adopte avec ardeur ; autant, lorsqu'il est trompé, il repousse avec colère; le désappointement qui suit toujours une illusion déçue l'indispose et l'irrite ; et si la confiance a été d'abord exagérée, à son tour la défaveur devient injuste. A ces causes de discrédit vinrent encore s'en joindre plusieurs autres. Aux théories de métastase laiteuse qui, il faut bien le dire, avaient beaucoup contribué à répandre l'emploi de l'ipécacuanha dans la fièvre puerpérale, succédèrent bientôt d'autres idées sur la nature de cette maladie : l'inflammation du péritoine, reconnue et proclamée par Pinel, Bichat, etc., ne sembla plus compatible avec l'ipécacuanha; et comme les théories laiteuses avaient donné cours aux vomitifs, aux purgatifs, l'idée d'inflammation, à son tour, entraîna à sa suite la saignée et les antiphlogistiques de toute espèce. Ainsi, ballottée au gré des divers systèmes, la thérapeutique a été jusqu'ici destinée à en subir la changeante et mobile influence.

L'emploi de l'ipécacuanha ne tarda pas à être abandonné; et si on parlait encore de cette méthode, c'était pour la discréditer; si on rappelait les succès qu'elle avait obtenus, c'était pour les contester ou leur ôter toute importance. Il y a plus, on chercha à établir que les vomitifs, loin d'être utiles dans le traitement de la péritonite, étaient susceptibles d'en déterminer le développement. On crut voir dans quelques observations isolées, et qui ne sont rien moins que concluantes, la preuve irrécusable de ce fait. Les théories ne manquèrent point à l'appui, et dès-lors il fut assez généralement reçu que l'emploi des vomitifs dans le traitement de la péritonite est non-seulement inutile, mais même absurde et dangereux.

Cependant quelques médecins, ennemis des systèmes et fidèles à la voix de l'observation, employaient encore en silence la médication qui nous occupe. Hufeland, Osiander et beaucoup d'autres médecins étrangers en constataient les bons effets. M. Récamier, à l'Hôtel-Dieu de Paris ; le docteur Cliet, à Lyon ; mon père, dans le cours d'une pratique étendue, et sans doute beaucoup d'autres observateurs encore, en savaient mettre à profit les bons effets.

Mais que pouvaient ces faits isolés, et pour la plupart inaperçus, contre les préventions du moment ?

Placé à la Maternité en qualité de médecin en chef, M. Desormeaux eut bientôt occasion d'appliquer sur ce vaste théâtre la méthode dont il avait été souvent à même d'apprécier l'heureuse influence : un premier essai, tenté vers la fin de 1828, fut suivi d'avantages incontestables. Pendant la plus grande partie de l'année suivante, ce moyen fut encore employé, il ne réussit que dans quelques faits isolés, et le plus souvent il échoua. Jamais, toutefois, il n'en résulta d'augmentation dans les douleurs ni dans les autres accidens. Une nouvelle tentative, faite à la suite de ces oscillations remarquables, ne tarda pas à être suivie des plus heureux résultats. C'était au commencement de septembre 1829, dans le cours d'une épidémie meurtrière, et par une saison froide et humide.

Pendant près de deux mois que cette médication fut mise en usage, toutes les malades ne guérirent pas, sans doute, mais un grand nombre furent délivrées comme par enchantement, et nous vîmes un instant se reproduire les brillans résultats qui avaient suivi l'emploi de cette méthode, entre les mains de Doucet, de Doublet et des médecins de l'Hôtel-Dieu. Mais, à la fin d'octobre, les vomitifs perdirent peu-à-peu de leur influence; vers le mois de novembre, on n'en retira plus aucun fruit, et M. Desormeaux dut en suspendre l'usage jusqu'à ce que les conditions favorables à son emploi vinssent se présenter de nouveau.

A l'appui des données que nous venons de présenter, nous croyons maintenant devoir exposer ici un certain nombre d'observations détaillées, comme nous l'avons déjà fait pour les préparations mercurielles.

Ces faits nous feront connaître plus particulièrement les diverses conditions individuelles dans lesquelles l'ipécacuanha a été employé, et le mode d'action de ce moyen thérapeutique. Nous les répartirons en deux séries : dans la première, nous rangerons quelques-uns de ceux où la maladies a cédé de prime-abord à l'emploi pur et simple de l'ipécacuanha; dans la seconde, au contraire, nous classerons les cas où cette affection, enrayée par les vomitifs, a nécessité cependant par la suite quelques autres moyens auxiliaires.

§ I.ᵉʳ *Fièvres puerpérales guéries par l'ipécacuanha seul. — Premier fait. —* Math...., âgée de 20 ans, d'une faible constitution et d'une santé chancelante, entra à la Maternité le 11 septembre 1829, et y accoucha heureusement, le lendemain même, de son second enfant.

Le 2.ᵉ jour des couches, elle eut plusieurs frissons et de vives douleurs abdominales; les lochies se supprimè-rent. On fit une application de quarante sangsues, après laquelle on administra un bain.

L'écoulement de sang, quoique abondant, ne produisit point de soulagement. De nouveaux frissons et de nouvelles douleurs, plus vives encore que les premières, se firent sentir pendant la nuit. Le matin, à la visite, le ventre était sensible à la moindre pression, la peau chaude et sèche; la malade éprouvait des nausées, beaucoup de céphalal-gie et une fièvre très-vive. M. Desormeaux fit administrer dix-huit grains d'ipécacuanha, et, dans le cas où ce moyen ne produirait point le résultat qu'on en attendait, il prescrivit une application de quarante sangsues pour le soir.

L'émétique détermina plusieurs vomissemens bilieux, qui furent suivis de nombreuses et abondantes évacuations alvines et d'une excessive transpiration. Un soulagement aussi prompt que complet suivit l'emploi de cette médi-cation, et rendit inutile l'application de sangsues qui avait été prescrite le matin. Les douleurs disparurent en grande partie; le pouls revint à son état naturel, et la malade put goûter, pendant plusieurs heures, les charmes d'un doux et profond sommeil.

Le lendemain quatre, les lochies reparurent; le cinq, les seins se gonflèrent, et il ne resta plus qu'un peu de sensibilité à l'hypogastre, qui disparut les jours suivans à l'aide du repos et des bains.

Deuxième fait. — Eugénie Bus...., âgée de 3o ans, d'une forte constitution, éprouva, au deuxième jour de sa seconde couche, les premiers symptômes de la péritonite. La sage-femme en chef fit immédiatement appliquer qua-rante sangsues, qui tirèrent beaucoup de sang; et ne pro-duisirent aucun soulagement. Le lendemain au matin,

on observait : vives douleurs abdominales, qu'augmen-
taient beaucoup les mouvemens et la pression; quelques
nausées; langue nette; chaleur; anxiété; pouls fréquent,
développé; les lochies étaient d'ailleurs presque entièrement suspendues. On administra aussitôt dix-huit grains
d'ipécacuanha, qui déterminèrent des vomissemens et des
selles. Le jour même, la malade éprouva un calme
parfait; la nuit elle eut encore quelques douleurs, mais
le lendemain elle n'en ressentit aucune; les seins ne tar-
dèrent pas à se gonfler, et la guérison fut parfaite au 8.ᵉ
jour.

Troisième fait. — Sophie Laroch...., âgée de 38 ans,
journalière, d'une forte constitution, eut un accouchement laborieux qui fut terminé par *la version* de l'enfant.
Le soir même elle ressentit des douleurs abdominales et
des frissons; la nuit elle éprouva de l'agitation et une
fièvre ardente Le 2.ᵉ jour, elle avait l'abdomen météorisé, très-douloureux, surtout dans la région hypogastrique; la langue était sèche, enduite d'une légère couche
jaunâtre: la peau brûlante, le pouls petit, serré et fréquent; le cours des lochies n'était point, du reste, sensiblement troublé. On administra aussitôt l'ipécacuanha :
ce moyen ne détermina qu'un seul vomissement de matières muqueuses, mais il fut suivi d'évacuations alvines
très-nombreuses, et d'une abondante transpiration.

La malade fut soulagée : la nuit même elle eut un
sommeil doux et paisible; le lendemain elle ressentit
encore quelques douleurs accompagnées de chaleur et
d'une légère élévation du pouls. Le quatre, il survint un
flux de ventre et des sueurs abondantes ; les seins se gonflèrent.

Le cinq, elle était dans l'état le plus satisfaisant, et ne
tarda pas à sortir parfaitement guérie.

Quatrième fait. — Anm...., âgée de 31 ans, d'un

tempérament sanguin et d'une constitution vigoureuse , accoucha heureusement à la suite d'une grossesse pénible et laborieuse. Pendant les deux premiers jours elle eut quelques tranchées et quelques coliques ; le trois, elle ressentit des frissons et de vives douleurs à l'épigastre ; il s'y joignit de la fièvre , de la dyspnée, et une céphalalgie très-intense. La face était pâle, tiraillée; la peau sèche et brûlante; la langue jaunâtre : les lochies, qui d'abord avaient coulé en grande quantité, s'étaient entièrement supprimées. Elle prit dix-huit grains d'ipécacuanha, et vomit une grande quantité de matières bilieuses. Les douleurs abdominales cessèrent le jour même; la nuit elles se reproduisirent encore et troublèrent le sommeil.

. Le quatre au matin, le ventre était souple et insensible, mais il y avait encore de la raideur et de la fréquence dans le pouls. On prescrivit un looch avec le kermès.

- Le cinq , les lochies reparurent en blanc; le six, la malade était dans l'état le plus satisfaisant : elle ne tarda pas à sortir.

Cinquième fait. — Cail....., — âgée de 31 ans, bien portante , accoucha heureusement le 2 octobre 1829 ; le 3 , elle éprouva quelques douleurs à l'hypogastre et un mouvement fébrile ; le 5, le ventre se météorisa, et devint sensible à la plus légère pression ; il se manifesta en même temps quelques nausées , de la céphalalgie et beaucoup de chaleur; les seins s'étaient d'ailleurs affaissés , et les lochies avaient en grande partie disparu.

M. Desormeaux prescrivit 18 grains d'ipécacuanha : la malade ne vomit qu'une fois, mais elle eut sept ou huit évacuations alvines très-abondantes et une transpiration prolongée. Le 5 , elle ne ressentait plus de douleurs; toutefois le pouls conservait encore de la fréquence. Le 6, elle eut un accès fébrile accompagné de vomissemens; mais dans la journée il survint des évacuations alvines et

des sueurs abondantes qui furent suivies d'un grand sou-
agement. Le 7, il restait encore un peu de sensibilité
dans une des fosses iliaques; du reste, le pouls était naturel, les lochies commençaient à reparaître, le lait reve-
nait aux seins. La malade sortit de l'hôpital.

L'heureuse influence de l'ipécacuanha, dans les observations précédentes, est si évidente, si incontestable,
que nous pourrions peut-être nous abstenir de toute ré-
flexion à cet égard. Toutefois, il existe tant de préventions contre cette méthode, que nous n'épargnerons rien
de ce qui peut contribuer à les dissiper.

Les auteurs qui ont contesté le succès de la médication
qui nous occupe ont supposé que les maladies auxquelles
on l'avait heureusement appliquée n'étaient point de véritables fièvres puerpérales; ils ont prétendu qu'on s'en
était laissé imposer par des symptômes gastriques, quelques tranchées utérines, ou d'autres affections analogues
de peu d'importance. Nous ignorons si une pareille mé-
prise a pu se commettre; mais pour peu qu'on reporte un
instant l'attention sur les faits précédens, on verra que
cette fin de non-recevoir ne leur est point applicable. Les
différens symptômes observés chez nos malades ne peuvent laisser aucune espèce de doute sur le caractère de
la maladie : frissons prolongés, douleurs abdominales,
quelquefois très-vives, s'exaspérant par les mouvemens,
la pression; nausées, vomissemens, diminution ou suppression des lochies; affaissement des seins; joignez à cela
divers accidens généraux, chaleur, céphalalgie, anxiété,
fréquence et concentration du pouls. Ces symptômes of-
frent-ils quelquelque incertitude? la rapidité de leur marche, leur intensité chez quelques-unes de ces malades,
n'annoncent-ils pas, au contraire, des affections graves?

Mais peut-être le succès doit-il être attribué à d'autres
causes qu'à l'emploi de l'ipécacuanha? Examinons : dans

les deux premières observations, on a eu recours, dès le principe, aux applications de sangsues; mais, loin de s'amender sous l'influence de ces moyens therapeutiques, les accidens ont acquis une nouvelle intensité. L'ipécacuanha a été administré à une époque plus avancée de la maladie et dans des circonstances moins favorables, et son emploi a été suivi d'une amélioration remarquable et rapide : l'honneur de la guérison appartient donc en propre à ce dernier moyen; si on le niait, il suffirait, d'ailleurs, d'invoquer les trois derniers faits, où on n'a pas employé d'autre médication.

Mais la nature n'aurait-elle pas pu se suffire à elle-même et triompher seule de la maladie? C'est une opinion que ne pourront admettre tous ceux qui connaissent la singulière gravité de l'affection qui nous occupe. D'ailleurs, dans nos observations, les accidens, loin de tendre à diminuer, allaient, au contraire, en s'aggravant de plus en plus; mais enfin, la guérison ne tient-elle pas à quelques circonstances particulières, à une certaine mollesse de la constitution, à la complication de l'embarras gastrique, comme l'ont prétendu certains auteurs, et en particulier M. Gasc? En aucune façon : ce n'est point en vertu de telle ou telle particularité individuelle, comme cela peut quelquefois arriver dans les fièvres puerpérales sporadiques , que M. Desormeaux a dû employer l'ipécacuanha; c'est en raison du génie épidémique, qui fait taire les individualités; aussi voit-on que le vomitif a été indistinctement administré à des femmes sanguines ou lymphatiques, nerveuses ou peu irritables, et qui ne présentaient, pour la plupart, aucun symptôme gastrique.

Maintenant, nous le demandons, que peuvent contre de telles observations tous les faits négatifs qu'on leur opposerait? que peuvent surtout les raisonnemens *à priori* qu'on accumulerait contre elles? Les premiers ne feraient

que confirmer cette vérité, aussi ancienne que la médecine, c'est que, parmi les maladies épidémiques surtout,
les mêmes moyens thérapeutiques ne peuvent convenir
à toutes les époques : *sunt alia aliorum annorum reme-
dia.* Les seconds ne pourraient que se taire devant le lan-
gage non équivoque des faits.

Dans les observations précédentes, l'ipécacuanha a été
employé sinon au début, au moins dans la première période de la maladie qui nous occupe. C'est ainsi que
M. Desormeaux en a constamment agi : s'ensuit-il pour
cela que ce moyen doive être regardé plutôt comme un
préservatif que comme réellement curatif, suivant l'opinion de quelques médecins, et en particulier de Fother-
gill (*London, medical Journal, vol. the third*)? Assurément non; car il n'a été employé, comme on a pu le
voir, qu'après le développement plein et entier de la maladie. J'ignore, du reste, si cette médication serait applicable à une période plus avancée, celle de suppuration, par exemple; toutefois l'idée que nous nous faisons
du mode d'action de ce moyen nous semble plus en rapport avec l'opinion contraire. Nous aurions encore à passer en revue les différens effets de l'ipécacuanha, et à en
tirer, s'il est possible, quelques données touchant la manière d'agir de cet agent thérapeutique ; mais, avant
d'entrer dans l'examen de cette question, il nous reste à
exposer quelques autres faits qui contribueront encore à
l'éclairer.

§ II. *Fièvres puerpérales guéries par l'emploi de l'ipé-
cuanha et de quelques autres moyens secondaires.* —
Sixième fait. — Lavois...., âgée de 29 ans, d'un tempérament lymphatique, habituellement bien portante, éprouva, le lendemain d'une couche heureuse, les premières
atteintes d'une métro-péritonite très-intense. La nuit, les
douleurs furent si vives qu'elles ôtèrent tout sommeil. Le

matin, à la visite, elles avaient acquis une nouvelle intensité, et se faisaient sentir dans toute l'étendue de l'abdomen, mais principalement dans la région hypogastrique;
les mouvemens, la plus légère pression les exaspéraient
beaucoup. La face était pâle et grippée, la langue blanchâtre, la chaleur âcre, le pouls serré et fréquent; les
lochies, d'ailleurs, n'avaient point encore subi de diminution notable. M. Desormeaux fit administrer dix-huit
grains d'ipécacuanha, qui produisirent huit ou dix vomissemens de matières bilieuses et de nombreuses et abondantes évacuations alvines. Dans la soirée, la malade
éprouva un grand calme et une transpiration prolongée;
la nuit elle dormit paisiblement. Le 4, elle avait le ventre
tout-à-fait insensible et le pouls naturel; les seins commencèrent à se gonfler. Le 6, il se manifesta dans la région hypogastrique de nouvelles douleurs, accompagnées
de quelques frissons et de fièvre : on prescrivit une application de quarante sangsues, un bain et une potion laxa-
tive. Ces moyens furent suivis d'un soulagement complet. Le lendemain, il ne restait plus qu'un peu de sensibilité à l'hypogastre, qui persista jusqu'au 9.ᵉ jour, où la
malade sortit en bon état.

Septième fait. — Chante...., âgée de 28 ans, d'une
bonne constitution, eut une grossesse très-pénible, qui
s'accompagna, sur la fin, d'une infiltration générale.

Heureusement accouchée le 26 septembre 1829, elle
n'éprouva d'abord rien de remarquable; mais le 4.ᵉ jour,
au soir, elle ressentit des frissons et de vives douleurs abdominales; la nuit même, les seins s'affaissèrent et les lochies se supprimèrent complètement. Le 5, au matin,
on observait : abdomen météorisé, sensible à la plus légère pression; vomituritions; face pâle, grippée, couverte
de sueur; air de faiblesse et d'affaissement; vive anxiété;
chaleur âcre; petitesse et concentration du pouls.

A ces graves accidens on opposa l'ipécacuanha ; le succès dépassa toute espérance ; la malade éprouva quelques
vomissemens bilieux et une transpiration prolongée, qui
fut suivie d'un soulagement signalé : la nuit elle goûta un
sommeil paisible. Le 6, au matin, la physionomie avait
repris son expression naturelle, le ventre était souple et
insensible, les lochies commençaient à reparaitre. L'amélioration continua les jours suivans ; mais le 10, il se manifesta quelques frissons et une nouvelle douleur dans la
fosse iliaque gauche : on prescrit vingt-cinq sangsues,
qui produisirent du soulagement, mais qui n'enlevèrent
point entièrement le mal ; il restait une douleur et un empâtement profond, qui ne se dissipèrent qu'au bout de
cinq ou six jours par l'emploi de l'onguent mercuriel en
frictions, à la dose de deux gros toutes les vingt-quatre
heures.

Le succès de l'ipécacuanha, dans les deux observations
précédentes, est encore plus remarquable, s'il est possible, que dans les premières. Le caractère de ces affections offre, en effet, une gravité qu'on ne retrouve point
au même degré dans les autres : chez notre dernière malade surtout, les symptômes étaient portés au plus haut
point d'intensité ; déjà même la pâleur de la face, l'affaissement général, la petitesse et la concentration du pouls
semblaient annoncer un commencement de suppuration,
et cependant l'action de l'ipécacuanha a changé en quelques heures cette scène de douleur en un calme parfait.
Ce fait, nous l'avouerons, nous apparut alors, et nous ap-
paraît encore comme un des plus beaux exemples que
nous ayons observés de la puissance de nos moyens thérapeutiques, et nous aurions éprouvé quelque plaisir à
l'opposer alors aux ignorantes ou vaniteuses prétentions
de ceux qui contestent encore la puissance de la médecine.

Chez nos deux malades il s'est manifesté, il est vrai, de nouvelles douleurs quelques jours après l'administration de l'ipécacuanha ; mais ce retour des accidens ne diminue en rien l'heureuse influence du moyen qui nous occupe, peut-être même la confirme-t-il encore, à y regarder de près ; car plus la maladie a de tendance à se reproduire, plus on doit supposer qu'elle avait de force à son début. D'ailleurs, il nous semble assez naturel de penser que cette récrudescence tenait à quelque point de suppuration ou quelque induration. Les douleurs, en effet, étaient limitées et circonscrites ; elles s'accompagnaient, chez la dernière malade, d'un empâtement profond, circonstances qui nous semblent confirmer cette opinion.

S'en suit-il que le vomitif n'ait pas pu empêcher la suppuration ? Non, sans doute ; il faut en conclure, au contraire, qu'il en a arrêté les progrès ultérieurs quand déjà elle avait commencé à se former.

Dans les diverses observations que nous avons exposées précédemment, nous avons vu les douleurs disparaître rapidement par la seule action de l'ipécacuanha ; mais il arrivait quelquefois qu'elles persistaient encore le soir, quoiqu'à un moindre degré, et alors on avait recours à une application de sangsues qui achevait d'en triompher. Tel est le cas des observations qui vont suivre.

Huitième fait. — Dudo....., âgée de 32 ans, d'une bonne constitution, fut prise, à la suite d'un accouchement laborieux, d'une perte abondante qu'on arrêta par les injections froides et le tamponnement. Le premier jour, tout se passa bien ; mais le deuxième, frissons prolongés, suivis de vives douleurs à l'hypogastre ; la nuit, nausées, insomnie, fièvre ardente. Le trois, vive sensibilité de tout l'abdomen, léger météorisme, dyspnée, céphalalgie, suppression des lochies. M. Désormeaux fit immédiatement administrer dix-huit grains d'ipécacuanha, qui produisirent deux ou trois vomissemens et une transpiration abondante. Ce moyen fut suivi d'un grand soulagement. Toutefois, comme la malade ressentait encore quelques douleurs dans la soirée, on appliqua quarante sangsues, qui achevèrent de les dissiper. Le quatre, le ventre était souple et très-légèrement douloureux dans la région hypogastrique ; les lochies reparurent. Le cinq, pouls naturel, insensibilité de l'abdomen, transpiration ; calme parfait. Le six, sortie.

Neuvième fait. — Rébo..., domestique, âgée de vingt-deux ans, d'une forte constitution, heureusement accouchée le 20 octobre, éprouva, le jour même, les atteintes d'une métro-péritonite intense ; les douleurs, généralement étendues à toute la partie inférieure de l'abdomen, étaient surtout très-vives dans la fosse iliaque gauche ; il s'y joignait, du reste, quelques vomituritions, de l'anxiété, de la dyspnée, une fièvre intense et une suppression presque complète des lochies. On administra l'ipécacuanha : ce moyen produisit deux vomissemens et une transpiration abondante, qui soulagèrent beaucoup la malade. Quarante sangsues appliquées le soir achevèrent d'enlever les douleurs. La nuit, la malade eut un sommeil tranquille ; les lochies reparurent et les seins se gonflèrent : toutefois il resta dans la fosse iliaque gauche une douleur fixe et profonde, qui nécessita une application de vingt sangsues, et qui ne céda qu'au neuvième jour, à l'emploi des frictions mercurielles à petite dose (2 gros chaque jour.)

Dixième fait. — Mass...., âgée de vingt-deux ans, d'une faible constitution, accoucha naturellement le 8 octobre. Le 9, elle ressentit quelques douleurs abdominales et des frissons. Le 10, elle eut une fièvre très-intense, avec vive sensibilité de l'abdomen ; affaissement des seins et suppression des lochies. Elle prit l'ipécacuanha, vomit une grande quantité de matière bilieuse, et se sentit très-soulagée. Le soir, elle se plaignit encore de douleurs abdominales, qui nécessitèrent une application de quarante sangsues. Le 11, elle était sans fièvre; toutefois il y avait encore dans la fosse iliaque un reste de sensibilité, que l'on crut devoir combattre par une nouvelle saignée locale (vingt-cinq sangsues). Les jours suivans, elle eut de la diarrhée et des sueurs abondantes; les seins se gonflèrent, les lochies reparurent, et la guérison fut complète au huitième jour.

Onzième fait. — Lori...., âgée de vingt ans, d'un tempérament sanguin et d'une constitution vigoureuse, éprouva, au cinquième jour de la couche, les premiers symptômes de la fièvre puerpérale. Le six, elle avait des douleurs vives dans la partie inférieure de l'abdomen, et particulièrement dans la fosse iliaque gauche, où la moindre pression devenait intolérable. Elle prit l'ipécacuanha, et vomit une énorme quantité de matières bilieuses : il s'en suivit un soulagement prompt. Le soir, elle était sans fièvre; mais comme il existait encore de la douleur dans la fossse iliaque, on appliqua dans ce point quarante sangsues, qui tirèrent beaucoup de sang. Le sept, l'abdomen conservait encore un reste de sensibilité, qui acheva de disparaître les jours suivans. La malade sortit en bon état.

Dans les quatre dernières observations que nous venons de rapporter, l'emploi de l'ipécacuanha a été suivi d'une ou deux applications de sangsues. Le problème est donc un peu plus complexe que dans les premiers faits. Ici, en effet, il nous faut peser la double influence du vomitif et de la saignée, démêler quelle part chacun de ces moyens peut revendiquer dans le succès. Toutefois, avec un peu d'attention et de bonne foi, nous pensons qu'il ne sera pas difficile de reconnaître que la plus grande partie en revient de plein droit au vomitif.

Dans tous les faits précédens, l'influence de ce moyen thérapeutique a constamment fait tomber la fièvre et les accidens généraux; et si elle n'a point suffi pour enlever entièrement les douleurs, au moins les a-t-elle considérablement diminuées, et si bien bornées et circonscrites, qu'elle en a fait une affection tout-à-fait locale. Les sangsues n'ont donc été employées que comme moyen auxiliaire, et seulement pour faire disparaître un reste de douleur qui, peut-être, se serait dissipé de lui-même, mais qui pouvait aussi devenir le principe de nouveaux accidens. Si maintenant, embrassant d'un seul coup-d'œil tous les faits rapportés dans ce chapitre, nous cherchons à apprécier les effets du vomitif dans la maladie qui nous occupe, nous voyons que son action s'exerçait principalement sur trois organes, l'estomac, l'intestin et la peau, où elle se résolvait en vomissemens, en selles et en sueurs. Ces divers actes secondaires ne se manifestaient point à la fois et au même degré chez toutes nos malades, souvent ils se suppléaient mutuellement : en sorte qu'avec des vomissemens rares existaient des évacuations alvines ou des sueurs abondantes, et *vice versâ.* L'amélioration suivait de près ces diverses évacuations; rarement elle se faisait attendre au-delà de quelques heures, d'une journée; et si, ce temps écoulé, on n'obtenait aucun bon résultat, il fallait désespérer du succès, et se hâter de recourir à une autre médication.

Les heureux effets de l'ipécacuanha peuvent-ils être attribués aux divers mouvemens organiques dont nous venons de parler? Nous serions tentés de le croire : telle est, en effet, l'admirable unité de l'économie vivante, que l'activité ne peut être augmentée dans un point sans diminuer dans les autres; cela est surtout vrai des diverses membranes dermoïde, muqueuses, séreuses, dont les actions se font mutuellement équilibre, se pondèrent et se régularisent l'une par l'autre. Peut-on penser, d'après cela, que quelques-unes d'entre elles puissent devenir le théâtre de diversions aussi puissantes sans que les autres en soient affectées? N'est-il pas, au contraire, conforme aux lois d'une saine physiologie, d'admettre que l'apparition brusque d'actes organiques si importans est merveilleusement propre à neutraliser, surtout à son principe, cet autre acte morbide que nous appelons *inflammation*.

Il y a d'ailleurs dans le fait complexe du vomissement autre chose encore à voir que ces divers phénomènes : il faut tenir compte du trouble que cette médication apporte dans la circulation abdominale, de l'afflux de sang qu'elle détermine vers l'estomac et ses annexes, la rate, le foie, le pancréas, et du dégorgement rapide qui en résulte nécessairement pour l'utérus et la portion hypogastrique du péritoine. Ces différentes explications sont-elles suffisantes pour rendre compte de l'action de l'ipécacuanha dans la fièvre puerpérale? Nous ne voulons point le prétendre, nous ne les exposons ici que comme des données qui ne nous paraissent pas sans quelque valeur; qu'on les adopte ou qu'on les rejette, nous nous en inquiétons peu ; les faits restent, et c'est ce qui nous importe.

Nous avons exposé les trois grandes méthodes de traitement que nous avons vu employer par M. Desormeaux, les saignées locales et générales, les préparations mercurielles et les vomitifs. Nous avons maintenant à passer en revue certains moyens d'une utilité secondaire, mais incontestable. Toutefois, comme les effets en sont généralement bien connus, nous le ferons aussi succinctement que possible.

Les boissons émollientes, les cataplasmes, les bains, les laxatifs huileux étaient généralement employés dans la période d'inflammation, conjointement avec les évacua-

tions sanguines, locales ou générales , au succès des-
quelles elles contribuaient singulièrement.

Les boissons consistaient ordinairement dans une légère solution de gomme ou de fleurs de mauve édulcorée
avec le sirop de sucre; leur quantité variait de un à deux
litres, quelquefois davantage. On les faisait prendre tièdes ,
par petites fractions , précaution indispensable pour éviter le vomissement, qu'autrement elles réveillaient inévitablement.

Les cataplasmes se composaient avec la farine de graine
de lin; on avait soin de les faire minces et de les rempla-
cer souvent; loin de fatiguer les malades par leurs poids,
ils produisaient toujours du soulagement ; et quelque
douloureux que fût l'abdomen , nous n'avons jamais vu
aucune femme s'en plaindre.

Les bains étaient entiers ou partiels. Les bains entiers
ne convenaient que lorsque la peau était sèche, la chaleur âcre, les douleurs médiocres, les forces encore bien
conservées : dans ce cas , ils étaient toujours accompagnés d'un bien-être remarquable, et souvent suivis d'une
douce transpiration et de quelques instans d'un sommeil
tranquille. On devait , au contraire , s'abstenir de ce
moyen , lorsqu'à des douleurs excessives , à une grande
anxiété , se joignaient des sueurs partielles ou générales ,
des évacuations alvines abondantes, que les forces étaient
très-abattues , la respiration précipitée , anxieuse, la face
rouge , animée , la céphalalgie très-intense; les malades
avaient alors peine à les supporter , et elles n'en retire-
raient aucun fruit. La température du bain variait de 28
à 30 degrés : sa durée n'était point fixe , elle se prolongeait aussi long-temps que les malades s'en trouvaient
bien. Il est à peine utile d'ajouter qu'on plaçait les bai-
gnoires à côté des lits et qu'on prenait toutes les précau-
tions possibles pour éviter le refroidissement.

Le bain de siége était d'un usage plus général que le précédent : on l'administrait avec plus de facilité, et les malades le supportaient d'ailleurs généralement beaucoup mieux ; aussi était-il employé à-peu-près indistinctement dans toutes les périodes de la maladie, tant comme sédatif, que comme moyen propre à remplir certaines indications spéciales, entretenir l'écoulement du sang à la suite des applications de sangsues, humecter et lubrifier les parties extérieures de la génération, le vagin ; nettoyer les tégumens de l'abdomen salis par les frictions, etc.

Aux bains de siége on joignait ordinairement des injections d'eau d'orge, que l'on portait profondément jusques dans la cavité utérine, à l'aide d'une canule en gomme élastique percée en forme d'arrosoir. Ces injections étaient répétées quatre ou cinq fois chaque jour; elles agissaient sur l'utérus comme moyen adoucissant, et elles avaient surtout l'avantage d'entraîner avec elles les matières putrides qui stagnent presque toujours, dans ce cas, à la surface de cet organe.

Sous ce dernier point de vue, ces injections sont de la plus haute importance. Pour s'en convaincre, il suffit de se rappeler cette observation si connue de Peccolin, déjà rapportée dans le Mémoire de M. Dance. On sait quels accidens suivirent, dans ce cas, la putréfaction d'un placenta abandonné dans l'utérus, et quel heureux succès couronna l'emploi des injections. On trouve dans d'autres ouvrages, et en particulier dans celui du docteur Amar, des faits de cette nature. Il est vraisemblable d'admettre que, dans ces cas, les matières putrides en contact avec l'utérus sont prises par les vaisseaux de cet organe, portées dans le torrent de la circulation, et qu'elles déterminent alors les mêmes accidens que nous avons observés à la suite de l'absorption du pus. Le fait

suivant nous paraît bien propre à confirmer cette hypothèse.

. Marie Ambl....... fut prise, dans le courant d'octobre,
d'une métro-péritonite intense. Au bout de quelques jours,
les symptômes inflammatoires firent place à divers accidens typhoïdes, et la malade succomba.

Autopsie. — La surface interne de l'utérus était couverte d'une matière brune demi-fluide et d'une extrême
fétidité, que l'on retrouvait en nature dans presque toutes
les divisions des veines ovariques et hypogastriques; le
péritoine offrait, du reste, tous les caractères d'une inflammation très vive.

Ce fait n'a pas besoin de longs commentaires. On ne
peut, en effet, admettre que la matière putride contenue
dans les veines y ait pénétré après la mort : comment, en
effet, s'y serait-elle introduite ? Par l'effet de sa pesan-
teur ? Mais elle existait dans la partie la plus déclive,
comme dans la plus élevée. Par suite de la capillarité ?
Mais les vaisseaux étaient trop largement béants pour
qu'on puisse admettre une telle action ; elle avait donc été
absorbée pendant la vie.

Toutes les fois qu'il existait de la constipation, les laxatifs et les lavemens étaient employés avec beaucoup de
succès. L'huile de ricin combinée avec l'huile d'amandes
douces et le sirop, le calomélas uni à une certaine quantité d'opium, étaient les moyens le plus généralement
mis en usage par M. Desormeaux : ils déterminaient ordinairement une diarrhée médiocre, qui était souvent
accompagnée d'un soulagement manifeste. Toutefois, il
nous semble que l'heureuse influence de ce moyen a été
exagérée, et nous doutons fort qu'à lui seul il puisse jamais, comme on l'a prétendu, triompher d'une métro-
péritonite tant soit peu grave ; il faut d'ailleurs ajouter,
comme nous avons déjà pu le voir, que, dans un grand

nombre de cas , la diarrhée s'établit spontanément ;
qu'elle dépasse même souvent toute mesure , et il faut
alors bien plutôt songer à la modérer. qu'à la provoquer.

L'opium ou l'extrait de jusquiame en lavemens, et plus
souvent en pilules, était ordinairement employé pour
remplir cette dernière indication ; on en obtenait encore
un autre avantage , celui de calmer les douleurs, qui devenaient quelquefois intolérables , et de rendre le système
nerveux moins sensible à leur vive impression. Sous ce
rapport, ce moyen rendait de grands services; mais il y a
loin de là au rôle brillant que quelques médecins ont
voulu lui faire jouer.

Restent deux moyens dont les avantages ont été fortement contestés dans ces derniers temps, mais qui n'en
trouvaient pas moins dans quelques cas une juste et utile
application : le quinquina et les vésicatoires. Le quinquina était fréquemment mis en usage par les anciens
dans la maladie qui nous occupe : citer tous les médecins
qui en ont préconisé l'emploi, serait nommer presque
tous ceux qui se sont occupés de la fièvre puerpérale; il
nous suffira d'indiquer les noms de White, Doublet, de
la Roche, Leaké, etc. Mais, loin d'employer indistinctement ce moyen , ces habiles praticiens ne l'appliquaient
qu'aux fièvres puerpérales typhoïdes : c'est également
dans ces cas que M. Desormeaux y avait recours , non pas
cependant en toutes circonstances; aussi est-il nécessaire
de bien préciser les occasions favorables à son emploi.
Lorsqu'on voyait survenir, à la suite de la métrite, les
divers accidens qui caractérisent l'absorption du pus, et
qu'en même temps disparaissaient les symptômes locaux;
lorsqu'il existait de l'affaissement, de la stupeur; qu'il se
formait des escarrhes au sacrum, aux parties génitales,
sans chaleur, sans vive réaction fébrile, les préparations
de quinquina étaient incontestablement suivies de bons

effets, comme le prouvent les observations XI et XII de ce travail ; sous leur influence, on voyait quelquefois la physionomie recouvrer promptement son expression naturelle, le pouls se régulariser, la diarrhée se suspendre, les forces renaître. Le quinquina était encore bien placé dans ces convalescences longues et pénibles qui suivaient quelquefois l'emploi des mercuriaux, et dans lesquelles l'économie se débattait péniblement sous le poids de l'infection purulente ou mercurielle. Ce moyen soutenait alors les forces, et facilitait le développement des diverses crises capables de la débarrasser. Enfin, dans les cas graves, où l'économie était profondément abattue, ou l'enchaînement et l'oppression des fonctions menaçaient la vie d'un anéantissement prochain, le quinquina, administré à propos, relevait quelquefois les diverses actions organiques ; mais nul moyen n'était plus propre à remplir cette dernière indication que les vésicatoires : appliqués aux jambes ou aux cuisses, dans les circonstances fâcheuses que nous venons d'indiquer, ils ranimaient souvent l'action vitale, prête à s'éteindre, et donnaient ainsi le temps d'agir aux autres médications. C'est ainsi que, dans quelques-unes des observations précédentes, ils ont assuré le succès des frictions mercurielles, qui, sans elles, auraient inévitablement échoué. On conçoit assez *à priori* que cette action stimulante du vésicatoire, qui le rend précieux dans le cas qui nous occupe, doit précisément le faire rejeter dans ceux où il existe une réaction tant soit peu vive ; aussi faut-il peu s'étonner qu'il ait été repoussé par un si grand nombre de médecins, qui ne l'ont sans doute considéré que sous ce dernier point de vue. A cette action générale, ce moyen en joint d'ailleurs une autre toute locale et de dérivation, qui n'est pas sans importance, et qui est trop bien établie pour qu'il soit nécessaire d'insister sur ce point.

Quant aux vésicatoires sur l'abdomen, nous ne les avons jamais vu employer, mais ce que nous venons de dire suffit *à priori* pour faire rejeter absolument ce moyen, alors même que l'expérience n'en aurait pas déjà constaté les fâcheux effets. Telles sont les différentes médications secondaires que M. Desormeaux combinait diversement et suivant les indications, avec les trois grandes méthodes de traitement indiquées précédemment. Pour donner maintenant une idée plus générale de ces méthodes, nous croyons devoir exposer ici, en forme de tableau synoptique, le résumé du traitement d'un certain nombre de fièvres puerpérales suivies de guérison ou terminées par la mort ; mais au lieu d'offrir ces relevés en masse, nous les présenterons mois par mois, afin de faire sentir les différences qui existent d'une époque à l'autre.

———

Résumé du traitement employé dans 109 *cas de fièvres puerpérales, prises parmi les plus graves, et suivies de guérison.*

MOIS DE JUILLET.

Malades guéries.

§. I.er Par les sangsues. 24

    Employées 10 fois au nombre de. 40
            3 *id*. . . . . de. 50
            2 *id*. . . . . de. 70
            5 *id*. . . . . de. 80
            2 *id*. . . . . , . de. 110
    Précédées 3 fois de la saignée générale.
    Secondées 1 fois par les vésicatoires aux cuisses.

§. II. Par l'onguent mercuriel en frictions. . . 4
    Employé 1 fois à la dose de. . . . . 2 onces.
           2 *id*. . . . . de. 6
           1 *id*. . . . . de. 12

Secondé 3 fois par le calomélas.
Précédé 4 fois par les sangsues.
Savoir : 1 fois de...................... 90 sangs.
   id. — de...................... 140
   id. — de...................... 150
   id. — de...................... 200

§. III. Par l'ipécacuanha. 1
  Suivi de l'emploi de........ 40 sangsues.
   Total 29 guérisons.

MOIS D'AOUT.

Malades guéries.

§. I.ᵉʳ Par les sangsues. 16
  Employées 4 fois au nombre de......... 40
   2 *id.*...........de......... 60
   4 *id.*...........de......... 80
   1 *id.*...........de......... 90
   2 *id.*...........de......... 120
   2 *id.*...........de......... 140
   1 *id.*...........de......... 150
   Total 16.
Précédées 3 fois de la saignée générale.
 Savoir : 2 fois 1 , 1 fois 3.
Suivies 2 fois des vésicatoires aux cuisses.

§. II. Par l'onguent mercuriel 5
  Employé 1 fois à la dose de............ 7 onces.
   3 — à la dose de............ 8
   1 — à la dose de............ 9
  Précédé 5 fois par les sangsues.
  Savoir : 1 fois de...................... 80 sangs.
   id. — de...................... 90
   id. — de...................... 115
   2 — de...................... 150
   1 — de...................... 200
  Secondé 1 fois par le calomélas.
   2 — par les vésicatoires.

§. III. Par l'ipécacuanha 0
   Total 21 guérisons.

MOIS DE SEPTEMBRE.

Malades guéries.

§. I.er Par les sangsues 6

   Employées 2 fois au nombre de. 40

          1 *id*. . . . . de. 50

          2 *id*. . . . . de. 80

          1 *id*. . . . . de. 100

          Total 6.

Précédées 4 fois de la saignée générale.

   Savoir : 3 fois 1 , 1 fois 2 , 1 fois 3.

§. II. Par l'onguent mercuriel 0

§. III. Par l'ipécacuanha. 16

   Employé 7 fois seul.

   Secondé 1 fois par l'onguent à petites doses.

        8 fois par les sangsues.

   Savoir : 4 fois de. . . . . 40 sangs.

      1 — de. 50

      3 — de. 80

      2 — de. 75

      Total 22 guérisons.

MOIS D'OCTOBRE.

Malades guéries.

§. I.er Par les sangsues. 3

   Employées 2 fois au nombre de. 40

       1. . . . . de. 10

§. II. Par l'onguent mercuriel 4

   Employé 2 fois à la dose de. . . . . 4 onces.

       2 — à la dose de. 10

   Précédé 3 fois de l'ipécacuanha.

     4 fois des sangsues.

   Savoir : 1 fois de. . . . . 60 sangs.

     id. — de. 70

     id. — de. 140

     id. — de. 100

§. III. Par l'ipécacuanha.   12
    Employé 6 fois seul.
    Secondé 1 fois par les frictions à petites doses.
    5 fois par les sangsues.
    Savoir : 2 fois de.   40
       1 — de.   60
       id. — de.   75
       id. — de.   80
       Total 19 guérisons.

MOIS DE NOVEMBRE.

Malades guéries.

§. I.er Par les sangsues.   12
    Employées 3 fois au nombre de.   40
      3 *id.* . . . . de.   50
      2 *id.* . . . . de.   70
      2 *id.* . . . . de.   80
      1 *id.* . . . . de.   90
      1 *id.* . . . . de.   120

§. II. Par la saignée générale seule.   3
    Savoir : 2 fois 2 saignées ; 1 fois 1 saignée.

§. III. Par l'onguent mercuriel   1
    Employé à la dose de 10 onces.
    Secondé par le calomélas.
    Précédé de 100 sangsues.

§. IV. Par l'ipécacuanha.   3
    Employé 1 fois seul.
    Suivi 2 fois de 40 sangsues.
       Total 18 guérisons.

Résumé du traitement employé dans 56 cas de fièvres puerpérales terminées par la mort.

MOIS DE JUILLET.

Malades traitées.

§. I.er Par les sangsues. . . . .   3 fois.
    Employées 2 fois au nombre de.   80
      1 *id.* . . . . de.   100
    Précédées 1 fois de la saignée générale.

§. II. Par l'onguent mercuriel . . . .   7 fois.

Employé 3 fois à la dose de. . . . .   4 onces.

2 *id*. . . . . de.   6

1 *id*. . . . . de   9

1 *id*. . . . . de.   15

Secondé 3 fois par les vésicatoires aux membres inférieurs.
Précédé 2 fois de la saignée générale.

5 fois des sangsues.

Savoir : 1 fois de. . . . .   40 sangs.

3 — de.   80

1 — de.   230

§. III. Par l'ipécacuanha   0

Total 10 insuccès.

MOIS D'AOUT.

Malades traitées.

§. Ier Par les sangsues.   6

Employées 1 fois au nombre de.   40

1 *id*. . . . . de.   70

1 *id*. . . . . de.   115

1 *id*. . . . . de.   150

1 *id*. . . . . de.   160

1 *id*. . . . . de.   200

Secondées 2 fois par les vésicatoires aux membres inférieurs.

§. II. Par la saignée générale.   3

Savoir : 1 fois. . . . .   3 saign.

2 *id*.   2

Secondées 2 fois par les sangsues.

Savoir : 1 fois.   75

2 *id*.   80

§. III. Par l'onguent mercuriel.   7

Employé 4 fois à la dose de. . . . .   4 onces.

1 *id*. . . . . de.   4

1 *id*. . . . . de.   5

1 *id*. . . . . de.   6

1 *id*. . . . . de.   9

Secondé 2 fois par les vésicatoires aux membres inférieurs.

3 fois par le calomélas.

Précédé 7 fois des sangsues.

Savoir : 1 fois de........................ 60 sangs.

2 — de........................ 80

2 — de........................ 100

1 — de........................ 110

1 — de........................ 120

1 fois de la saignée générale.

1 fois des vomitifs.

Total 16 insuccès.

MOIS DE SEPTEMBRE.

Malades traitées.

§. I.er Par les sangsues 4

Savoir : 1 fois au nombre de............ 70

2 *id*............... de............ 80

1 *id.* ....de............ 110

Secondées 2 fois par les vésicatoires aux jambes.

§. II. Par l'onguent mercuriel. . . . . 6 fois.

Employé 2 fois à la dose de .... 4 onces.

1 *id*.......... de 6

1 *id*.......... de 8

1 *id*.......... de 12

2 *id*.......... de 15

Secondé 2 fois par le calomélas.

2 fois par les vésicatoires.

Précédé 6 fois des sangsues.

Savoir : 1 fois de........................ 50 sangs.

3 — de........................ 80

1 — de........................ 110

1 — de........................ 180

§. III. Par l'ipécacuanha . . . . , . . 2 fois.

Secondé 1 fois de 40 sangsues.

1 fois de vésicatoires.

Total 12 insuccès.

MOIS D'OCTOBRE.

Malades traitées.

§. I.er Par l'onguent mercuriel. 8
    Employé 3 fois à la dose de. . . . . 4 onces.
         1 *id*. . . . . de. 6
         1 *id*. . . . . de. 7
         1 *id*. . . . . de. 8
         1 *id*. . . . . de. 9
         1 *id*. . . . . de. 12
  Secondé 2 fois par le calomélas.
         3 fois par les vésicatoires.
  Précédé 5 fois de l'ipécacuanha.
         7 fois des sangsues.
  Savoir : 4 fois de . . . . 40 sangs.
         1 — de 80
         1 — de 140
         1 — de 150

§. II. Par l'ipécacuanha. 6
  Suivi 6 fois des sangsues, 2 fois des frictions.

§. III. Par la saignée générale. 1
  Suivie de 60 sangsues.

MOIS DE NOVEMBRE.

Malades traitées.

§. I.er Par l'onguent mercuriel 1
  A la dose de. . . . . 4 onces.
  Précédé de la saignée et suivi des vésicatoires.

MOIS DE DÉCEMBRE.

Malades traitées.

§. I.er Par les sangsues. 2
  Savoir : 1 fois au nombre de . . . . 50 sangs.
         1 — au nombre de 120
  Total 18 insuccès.

Tableau des différentes formes de fièvres puerpérales précédemment décrites.

En résumant les tableaux précédens, nous trouvons que sur 14 cas de fièvres puerpérales, l'emploi des saignées générales compte. . . . . . . 63 succès.

Celui de l'ipécacuanha. 32

Des frictions mercurielles. . . . 14

Le premier moyen au contraire compte   19 insuccès.

Le second. 8

Le troisième. 29

Si on considère chaque méthode en elle-même, il suit que les guérisons sont aux revers :

Savoir, pour la saignée : : 63 : 19.

pour le vomitif : : 32 : 8.

pour le mercure : : 14 : 29.

Si maintenant on envisage ces méthodes dans leurs rapports mutuels, il résulte que le succès de la saignée est à celui des vomitifs et des frictions : : 63 : 32 : 14 l'insuccès au contraire. . . . . : : 19 : 8 : 29.

Nous voyons d'après cela que les émissions sanguines et les vomitifs comptent beaucoup plus de guérisons que les mercuriaux et en même temps beaucoup moins de revers ; d'où il suivrait que les premiers moyens l'emportent de beaucoup sur le troisième, et que celui-ci doit être sacrifié à ceux-là ; et cependant ces conséquences qui découlent rigoureusement de l'appréciation naturelle des faits ne sont point légitimes, circonstance qui pour le dire en passant prouve assez combien il serait faux de vouloir réduire à des simples chiffres les diverses questions de thérapeutique.

La saignée et les vomitifs étaient en effet constamment employés dans le début de la maladie, partant au moment où il est le plus facile d'en triompher et où nous sommes le moins surs de la nécessité de notre intervention.

Les frictions mercurielles au contraire n'étaient mises en usage que dans la seconde période, c'est-à dire à une époque où les évacuations sanguines avaient échoué, où la maladie était devenue plus grave, le danger plus prochain, et où par conséquent on ne pouvait plus contester, ni la nécessité d'une action médicamenteuse, énergique, ni l'heureuse influence du traitement.

Aussi les tableaux précédens sont-ils loin d'être défavorables à l'emploi des frictions, comme on pourrait le croire au premier abord. Les conditions dans lesquelles ont été employés les moyens qui nous occupent n'étant pas les mêmes, il faut bien aussi que les effets diffèrent, et il est assez naturel que la médication mise en usage dans les circonstances les plus défavorables, soit aussi le plus souvent suivie de revers.

Notre intention n'est point de tirer des tableaux précédens toutes les conséquences qui pourraient en dériver; toutefois nous ne finirons point sans remarquer :

1.º Que les guérisons sont bien plus nombreuses dans la première période que dans la seconde; qu'ainsi le point essentiel est d'attaquer la maladie à son principe.

2.º Que le caractère de cette affection est mobile, non pas seulement suivant les années, mais même suivant les mois; ensorte qu'en juillet et novembre elle cède plus particulièrement aux émissions sanguines; en août, aux mercuriaux; en septembre et octobre, aux vomitifs.

3.º Que la saignée générale est d'une application beaucoup plus rare que la saignée locale.

4.º Que cette maladie, fréquente et grave dans les mois d'été, est plus rare et plus bénigne dans ceux d'hiver, etc., etc., etc.

Mais ces conséquences seront plutôt saisies que nous ne pourrions les indiquer : aussi nous terminons.

FIN.